编著　孙文善

U0189095

这次真能
瘦下来

中国科学技术出版社
·北京·

图书在版编目（CIP）数据

这次真能瘦下来 / 孙文善编著 . — 北京：中国科学技术出版社，2019.1
ISBN 978-7-5046-8138-6

Ⅰ . ①这… Ⅱ . ①孙… Ⅲ . ①减肥—基本知识 Ⅳ . ① R161

中国版本图书馆 CIP 数据核字 (2018) 第 208057 号

策划编辑	王久红　焦健姿	
责任编辑	王久红	
装帧设计	长天印艺	
责任校对	龚利霞	
责任印制	李晓霖	

出　　版	中国科学技术出版社	
发　　行	中国科学技术出版社发行部	
地　　址	北京市海淀区中关村南大街 16 号	
邮　　编	100081	
发行电话	010-62173865	
传　　真	010-62173081	
网　　址	http：//www.cspbooks.com.cn	

开　　本	710mm×1000mm　1/16	
字　　数	218 千字	
印　　张	13.5	
版　　次	2019 年 1 月第 1 版	
印　　次	2019 年 1 月第 1 次印刷	
印　　数	0001~5000 册	
印　　刷	北京威远印刷有限公司	
书　　号	ISBN 978-7-5046-8138-6 / R・2323	
定　　价	38.00 元	

前　言

对于减肥者来说，每一次的启程都充满了憧憬和希望，然而减肥旅途中的种种艰辛却往往令减肥者在不同的阶段败下阵来，即便是克服了种种困难勉强完成了减肥之旅，却也发现减肥之旅完成之时，也是反弹之旅的开始之时。

好消息是，你并没有气馁。在打开本书的时候，标志着你的再一次启程。

在当今的时代，每个人都知道减肥的重要性。美丽的身材不仅是竞争的资本，同时也是健康的保障，积极生活态度的呈现。这个时代对美丽的身材充满了更多的偏好，拥有美丽的身材不仅让你在职场上、婚姻爱情上游刃有余，而且更是充满活力、积极向上和有所追求的象征。因此，大部分的女性以及很多男士都加入了减肥的行列。值得注意的是，减肥的人群却是由并不肥胖的人群组成的，也就是说，大多数要求减肥的人根本达不到医学标准上的肥胖，甚至是一些偏瘦的人也要求减肥，这使得减肥的人群和减肥过程变得非常复杂。

与浩浩荡荡的减肥大军不成比例的是，真正专业的减肥机构并不多。因为减肥不仅是"少吃多运动"的能量消耗加减法，而是涉及营养学、行为心理、运动生理学、管理学和医学等多方面的综合工程。所以，单纯的减肥方式取得的减肥成果有限，或者是在取得了一定的减肥成果后停滞不前甚至开始反弹，这样导致最终放弃减肥，或者开始一场新的轮回。

减肥究竟是什么？是仅仅减去一些体重吗？是仅仅减去腰腹部的肥肉吗？如果仅仅停留在这些减肥的表象上面，减肥也往往会失败。很多人在达到理想的体重后对体型并不满意，在达到理想的体型后对体重又不满意。在这不满意的背后究竟是怎样的减肥动机？在减肥者心中，往往有着更深层次的需要。所以，对深层次需要的满足或纠正不合理的需要也是减肥中非常重要的一环。

减肥需要付出一定的精力和时间，同时也要学会一些基本的减肥知识，更需要一定的毅力，很多人仍然停留在"不吃药、不打针、不节食、不运动"的层次上开始减肥，必然会失败的。另外，那些节食、高强度运动、药物和手术等暴力减肥的方式，身体虽然可以默默承受，但是终有一天会反抗或者付出健康的代价。有时看似你胜利了，实际上却是两败俱伤。

减肥是一场与身体的对话。你只有改变自己的思维方式，学会与身体和平友好地共处，通过科学的减肥方式，积极展开与身体的对话，身体才能做出更好的改变。

只要你认真读过本书，并能认真实践，我相信你：这次真能瘦下来。

孙文善　医学博士
于上海

目 录

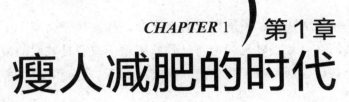

CHAPTER 1 第1章
瘦人减肥的时代

第1讲
没减肥，你 out 了吧

不管是在办公室聊天，还是在餐桌上聚会，甚至在公交车上，几乎都能听到女孩子之间在兴致勃勃地谈论自己的减肥经历或者是减肥的最新方法。如果有人在公共场合谈到减肥是如何如何有效，不久就会吸引一群女孩子前来聆听。

在 20 世纪 90 年代以前，减肥并不是一个能够引起大众兴趣的的话题，那时候的年轻人热衷于流行歌曲、家用电器和烫发、高跟鞋之类的东西，从 20 世纪 90 年代掀起的减肥热潮直到今天不仅没有一点的退却趋势，反而更为高涨。

现在的减肥已经不是年轻女性的专利，下至幼儿园的儿童，上至六七十岁的老太太都对苗条的体形有着热烈的向往和渴求。如果说女性是半边天，那么有一半的人在减肥或考虑减肥这回事。如果加上现在有些男性因为高血压、脂肪肝和糖尿病等健康问题加入了减肥的行列，这个比例可能还要高。

为什么要减肥呢？有人回答是"为了美"，有人回答"为了有好的身材，也为了能买到好看的衣服。"太胖了的话，在买衣服的时候看着自己喜欢的衣服但穿不上，那很痛苦。也有的说"为了找对象、谈朋友，所以要减肥"。也有比较实际的回答，"马上就要拍婚纱照了，所以要减肥"。也有人说"我想有一双漂亮的小腿""我的大腿太粗了""生完孩子后，腰部就开始留下一堆赘肉"。

"为了健康"这样的回答在男性中比较多，对于女孩子来说，减肥的原因很少考虑到健康问题，她们甚至为了追求苗条的身材，即使是对健康有些危害的减肥法也可以不"计较"。所以她们可以接受一些节食、减肥药和吸脂手术等减肥的方式，堪称"只要体重，不要健康"。

看来健康不是当代减肥大潮的推动者，唯美才是减肥的主要推手。那么，为什么美丽如此重要，而美又为什么集中于女性身材呢？

在我们的印象中，除了影星、模特外，最需要苗条身材的就是每日在天空中工作的空姐了。她们百里挑一，身材苗条，气质高雅，虽然是端茶倒水送饭，但和餐厅的服务员绝不是一个档次。

在所有的交通工具中，乘坐飞机的费用算是最贵的，过去只有少数人才能乘坐，要想彰显物有所值，除了飞机的舒适度之外，服务人员的形象和层次也很重要。虽然在所有的服务人员中，机长和驾驶员是最重要的，但是人们很少去关注他们，也无法了解他们驾驶飞机的水平。空姐是和乘客直接打交道的，代表了一个航空公司的形象。

现在大多数航空公司空姐都气质高雅、身材苗条，这好像是空乘服务的一般要求。虽然不能根据空姐去选择航空公司，但是如果空姐形象不佳，就会给人印象不好，让人以为这个航空公司雇不起长得好看的空姐，或者误认为空姐是"裙带关系"进来的，反正是一堆不利于航空公司的联想。当然也会影响上座率。

其实做任何生意都是一样。如果一个商店的售货员身材美丽，可能会吸引更多的顾客光顾，售出的东西也会多一些。与公司谈业务，身材美丽的女性也有更多的机会成功。在聚会的场合也能吸引更多的与异性谈话聊天的机会。

看一眼书报亭的杂志封面就会发现，超过50%以上的杂志都用身材窈窕的美女图片作为封面，很显然这样的封面不仅吸引人的眼球，而且暗示女同胞们都要以封面女性为榜样，即使脸蛋不如封面女郎那样漂亮，至少也要有类似苗条的身材。

俗话说，女为悦己者容。为了取得男同学的青睐或男友的欢心，减肥或者保持苗条的身材不能不说是加分项。即便是男友说并不在乎身材，也并不代表他内心真的不在乎你的身材，"某某的女友是个胖子"或者"他女朋友就是那个胖胖的女孩"之类的话对男生来说还是"伤不起"的。

女性婚后或生育后身体发胖、体态臃肿加上年龄增长，担心在老公眼里缺乏"竞争力"，于是就有一种压力和紧迫感，减肥会成为其生活中的"当务之急"。

虽然我们经常说看人不能光看表面，更应该看一个人的内心，美丽的外表不能代表人的能力，但是对一个人的最初评价是从身材的第一印象开始的；而不是先看到一个人的内心。美丽的外表不仅仅是表面现象，还应有内在修养。

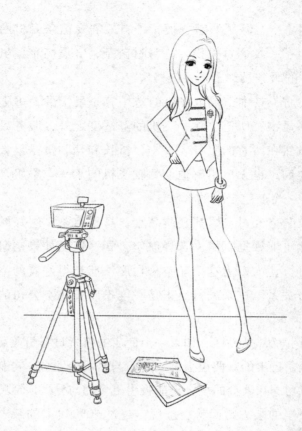

能够保持美丽的身材，代表干练、积极、勤奋、有控制力；肥胖的人往往给人的印象是懒惰、懈怠、笨拙、懒散和缺乏控制力。如果是招聘，绝大多数企业当然愿意选择前者，即便是选择合作伙伴也是前者更受欢迎。

在美国，胖人的日趋增多加重了政府的财政负担，也给人们的社会活动带来诸多不便。汽车、电影院、体育馆和会议厅的椅子都需要加宽，就连飞机的设计也要随之调整。飞机要为胖人加宽座椅、座间距和走道，这样飞机的造价就增加了，而每架飞机搭载的乘客数就减少了。

美国联邦航空管理局规定：美国境内24家拥有小型客机的航空公司在预售机票时，必须先让乘客上秤称体重。因为航空公司在计算飞机负载时，不仅要清点乘客人数，还要将所有乘客和行李的总重量计算在内，以免发生事故。

肥胖，并不是肥胖者最大的痛楚。来自社会舆论的压力，自身心理上的压力，再加上身体健康的压力，犹如三座大山压在肥胖症患者的身上。

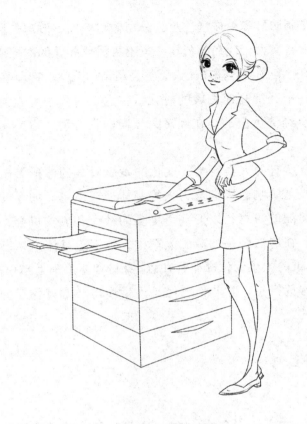

　　肥胖在人际关系中显然处于不利的地位。胖子经常被其他同伴取笑、嘲笑甚至侮辱，在求职或升迁中得到理想职位的机会也较少。肥胖在审美上不符合审美标准被认为为"丑陋"，在宗教上被称为"罪过"，在医学上被称为"病态"。

　　在人的形象方面，肥胖往往比其他残疾更容易被丑化，肥胖的人经常会受到他人的无理辩驳、训斥、骚扰甚至伤害，而这通常是司空见惯的。这种贬损已经成为一种平常而又"合理"的事情。

　　澳大利亚墨尔本大学的一项研究表明，将近50%的调查参与者（76名中有37名）因为肥胖而出现了精神疾病或者压力、沮丧等负面情绪。几乎所有人（76名中有72名）有过因为体重超重而被耻笑和歧视的经历。

　　过去曾有过把肥胖称作"发福"的说法，白白胖胖是富贵人家的形象，令人羡慕不已，现在时代完全不同了，"发福"和白白胖胖让人想到的不是富贵人家，而是脂肪肝和糖尿病。过去公司做财务的一般都是胖胖的财务或会计，代表公司很有实力，现在的公司一般不再需要胖胖的财务或会计彰显公司实力了，胖胖的财务或会计往往让人感觉公司结构臃肿、管理落后和缺乏活力。

我们处在一个经济高速发展的时代，在这个时代中，美丽除了社会审美价值外，也是有经济价值的。在经济为导向的社会里，审美文化也悄悄地升到了主要地位。

文化影响着所有的人类行为，文化的发展对人的体形做出了一个看得见的规范，这种规范影响着人们努力去控制体形或体重。如今的社会暗示人们应该努力保持美丽的身材，以便获得更多的社交和成功机会，增加自己在社会上的竞争力。在浩浩荡荡的减肥大军中，也不乏身体本来已经相当苗条的女性，她们对体重的微小变化都非常在意。身材和体重都是当今社会的竞争力，如果对身材没有危机感，除非你已经是天生瘦得非常有骨感的那种，否则你就落伍了。

第 2 讲
减肥爱好者、狂热者和真正减肥者

不要以为你进了减肥机构就成了名副其实的减肥大军中的一员了。

在采取了减肥行动的人群中，几乎有 60% ～ 70% 的人是半途而废的，就算是咬牙坚持 1 个月，瘦掉几斤肉，也还不能说是减肥成功者，因为这些人大部分被瘦掉的是水分，不久这些重量在你一不小心的时候还要回来。

如果没有健康减肥的知识和理念，仅凭想象和美容机构的忽悠去减肥，顶多评你个"减肥爱好者"或者"减肥狂热者"，离真正减肥者的距离还很远，当然，离成功减肥的距离那就更远了。

1. 减肥爱好者

如果你经常把减肥挂在口头上，称体重时就紧张一会儿，不久就忘了这回事，或者过一段时间就想起来说说，作为闲暇时的话题，或者夏天更换裙装时才想起了减肥，那你就是个减肥爱好者。

减肥爱好者当然也会有些减肥行动，如偶尔一段时间不吃主食，不吃晚餐或者断食一两天，然后减掉 2 ～ 3 斤体重沾沾自喜，可是不久又我行我素地饮食，体重也逐渐上升，最终放弃。

减肥爱好者采取的减肥方式也是很初级的，往往来源于一些个人对减肥的认知，或者道听途说，或者是报刊书籍上记载的各种瘦身秘诀之类的知识。

大多数的减肥爱好者不去专门的瘦身机构，因为她们减肥的欲望还不是那么强烈，仅仅是在受到一些周围人或事的影响时才会产生一次次的减肥冲动。当然，这种减肥是不持久的。

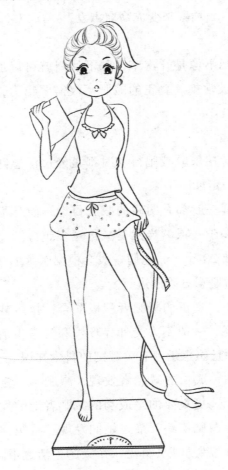

2. 减肥狂热者

减肥狂热者不会满足一些简单的减肥秘诀，她们更加倾向于最新潮的减肥方式，只要她们认为有效就会快速采取行动，不管方式有多么复杂、痛苦，只要能够保证减下来，她们就会去尝试。

她们的耳朵是最灵敏的，一旦听到减肥的信息就会激动、兴奋，一旦开始行动就会传播给周围的朋友。减肥狂热者不怕耗费金钱和精力，她们要的只是快速下降的体重。当然她们最后还是失望地发现，所有的快速减肥方式结果都是一样的，控制饮食—快速减重—快速反弹，但她们仍然义无反顾地寻找新概念的、可以迅速减重的减肥方式。

在当今一切都在追求速度的时代，人们对减肥的要求也不例外。最好的方法是"快快瘦，一觉醒来变成窈窕淑女"。所以才有时尚流行的"晚上贴，白天瘦""快快瘦"。

殊不知，减肥不像是开汽车，踩下油门就可以加速。人体的胖瘦是最难支配的，除非打破常规。真正的减肥不仅需要精力，而且需要时间，需要学习减肥的知识。

3. 成功减肥者

成功的减肥者在采取减肥行动时都是经过深思熟虑的，也都坚信只要努力和积极行动就一定能减下来。

成功的减肥者一般都有明确的减肥目标，而且不像减肥爱好者那样经常说"能减多少减多少"或"当然是减得越多越好"，也不像减肥狂热者那样夸张地说"起码减20斤"。她们一般会根据医师的建议来决定减肥目标，制订减肥方案，同时愿意分阶段进行。

在减肥过程中，真正的减肥者积极配合，执行减肥制订的治疗方案、饮食方案和运动方案，一般不太受外界环境和日常生活工作的影响，千方百计完成减肥疗程，而且愿意学习有关减肥的科学知识。

在减肥过程中，成功的减肥者发现，减肥不一定要做"苦行僧"，无须节食同样能够减肥。更重要的是成功的减肥者能够发现减肥的乐趣，往往和我们一起研究制定减肥策略，最终她们发现了减肥的真谛是形成一套符合瘦身的饮食、运动和思维方式，并融入个人的生活之中。

减肥爱好者、狂热者和成功减肥者的生活和行为方式是截然不同的，所以三者也在不同的层次上进行着减肥的努力。成功减肥者往往才是真正的减肥者。在某种意义上来说，成功的减肥者不只是改善了体形，同时也改变了一种行为方式，一种生活态度。

第 3 讲
形形色色的肥胖标准

在减肥大潮中，一个人是否肥胖并不是体重秤说了算的，也不是你我简单地说了算的。虽然别人的一句话可能对判断是否肥胖有一定的影响，但是否肥胖最终还是减肥者自我的一种心理感觉。

从现实生活和人们不同的审美情趣来看，很难为肥胖制定一个明确的标准。人们对肥胖的认识目前仍然停留在自我感觉阶段，往往以主观感觉或简单的体重测量来定义自己的肥胖标准。

明明看着苗条的身材，却偏偏要减肥。

最多的原因是将自己的体重与过去相比得出肥胖的结论。大学的女生诉说上高中时只有多少多少千克，工作后的女生说我大学时只有多少多少千克，结婚的女性说我结婚前只有多少多少千克，生育后的妈妈们常说生孩子之前只有多少多少千克。总之一句话，现在重了，必须减肥，最好能够减到之前的体重。

黄阿姨已经 70 岁了，她本是来治疗腰痛的，我告诉她你体重太重，需要减肥。黄阿姨一下子来了精神，向我回忆年轻时只有多少多少千克，身材多么多么苗条，看来女性的梦想一直在过去的日子里，理想的体重也一直在过去的日子里。

"好女不过百"的说法也成为戴在一些女性思想上的枷锁。许多女性把生活中的不如意、事业上的挫折、感情上的不顺统统都归结为肥胖。倪小姐

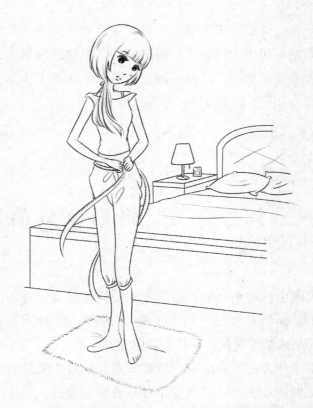

27岁，身高160厘米，体重54.5千克，要求减肥的原因就是至今还没有男朋友，连妈妈都嫌她胖、督促她来减肥。50千克成为她的标准。

朋友或同事也会成为肥胖的标准。很显然，她们苗条的身材会影响你的竞争力，她们每天嚷嚷减肥的方式、互相交换减肥信息、减肥的故事让你感到压力倍增。如果你没有减肥，你就没有资格加入她们的谈话。

衣服也会成为肥胖的标准。当你逛街，在时装店里看中一件漂亮的衣服，刚想拿来试穿时，也许售货员抛来一句不冷不热的话"没有你穿的号"，你的心情也许就仿佛被电击似的，被触动了减肥的神经。女人脑子里充满了穿上漂亮衣服的幻想，但是现实很"残酷"，如果坚持梦想，那件衣服就是她们的理想，也是她们衡量肥胖的标准。

春夏季到了，当拿出去年的衣服试穿时，你突然发现纽扣不能系了，拉链拉不上了，或者穿上衣服时，突然发现有块肉肉无论如何也塞不进衣服里了。这时你会发觉自己胖了，冬季衣服宽大未曾觉得。这就是季节性的肥胖标准。

肥胖的标准是形形色色的，不同的人对肥胖的理解是不一样的，即便是同一个人，在不同的时期、不同的心情、不同的环境对肥胖的标准也是不一样的。由此看来，大多数人的肥胖，不简单地是一个体重问题，而是一个意识问题。

同样的，对于减肥是否成功，也没有统一的标准。

有的人减去了体重，感觉身体仍旧很胖；有的人减出了身材，但是体重没有太大变化；有的人体重和赘肉都减了，但是自觉皮肤松弛了。这些都无法界定是否减肥成功。看来，对于减肥者来说，肥胖无标准，减肥成功也无标准，只有满意不满意的区分。

第 4 讲
瘦人减肥时代到来了

减肥的浪潮不是我们想象的那样，是由一个肥胖的群体推动的。恰恰相反，浩浩荡荡的减肥大军是由身体根本不肥胖或是在标准体重范围内的人甚至身体偏瘦的一批人所组成的。

这里所说的瘦人是根据医学上常用的标准体重评价方式来界定的。标准体重是指与自己身高相对应的最适宜的体重。计算时一般以身高为基础，按一定比例系数推算出相应的体重值。不受被测试者营养条件、种族及年龄的影响，主要与身高有关。

标准体重是根据大量的人体统计数据计算出来的，尽管从医学的角度用标准体重来评价肥胖不是相当确切，但是计算比较简单、方便和实用。正常人体重波动在 ±10%。当一个人的体重超过标准体重 10% 时，称为超重；超出标准体重的 20%，称为轻度肥胖；超出标准体重的 30%，称为中度肥胖；超出标准体重的 50% 以上，称为重度肥胖。根据这个标准来看，笔者发现减肥的人群主要由超重和标准体重的人组成。

　　39 健康网联合《家庭药师》发起过一次中国网民肥胖与减肥状况普查。根据实际测定和标准体重的计算方式，在调查的人群中，体重过轻的人占了 2.5%；体重正常的人占了 39.8%；体重超重的人占了 32%；Ⅰ度、Ⅱ度和Ⅲ度肥胖的人分别占了 14.2%、7.7% 和 3.8%。但是在调查问卷中，有 24.2% 的人认为自己胖死了，69.1% 的人认为自己偏胖了，仅有 6.7% 的人认为自己体重很正常或者偏瘦了。

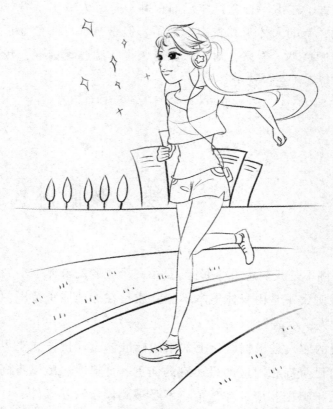

　　之所以出现这种现象，是因为大多数人的胖瘦评价只是一种感觉，而不是根据医学上的标准体重来判定的。这种感觉来自于比较，有的是和自己过去比较，有的是和周围的人比较，有的是与明星或模特比较。

　　结婚后的女性往往喜欢和结婚之前的体重相比较，生育后的女性往往喜欢和生育前的体形相比较，更年期的女性往往耿耿于怀 30 多岁时的苗条身材。也有不少人把自己现在的体重和体形与妙龄时的体重相比较，梦想回到青春年少的体形。

这些比较当然会使人意识到身体肥胖，这是因为比较而产生的肥胖感。

也有人平时并没有觉得自己有减肥的必要，等到购买新衣服时，发觉小号的衣服已经穿不下去了，于是大呼"胖了"，产生减肥的念头。

更有甚者是和心情有关的肥胖，当心情不好时发觉自己到处都是赘肉，心情转好时，又不认为自己肥胖了。

与真正肥胖的人相比，这些体重在标准范围内的瘦人更加在意自己的体重变化。体重的增加和减少都伴随着心情的大幅度改变，哪怕是 500～1000 克的体重改变。因为体重的增加在他们看来是开始发胖的标志，潜意识中认为会不断发展为肥胖。

在生活中瘦人的生活态度是非常积极的，一般来说他们态度积极向上，喜欢运动，做事麻利，追求速度和变化。而肥胖的人（真正肥胖的人），懒于运动，做事拖延，不喜欢改变。

瘦人减肥并不是因为身体肥胖带来了健康上的困扰，而是出于个人对形体美的过分追求。同时，也是社会上"以瘦为美"的风气，尤其是明星大肆宣扬骨感美的好处，影响了他们。瘦人对肥胖的关注，主要是从自我美学角度出发，关注的是身体局部的感官美和形体美。因此这部分人在减肥的时候，就不太关注体重对健康的影响。

减肥，对于瘦人来说，与其说能给其一个更美的体形，不如说能给其一个可以追逐的梦想。

第 5 讲
签约减肥靠谱吗

"一次减肥 10～15 千克，绝不反弹，签约保证，无效退款"。看到这样的广告，既有减肥成果又有减重保证，还是非常令人心动的。对于屡次减肥屡次失败的人更有吸引力，在美容机构信誓旦旦的保证下，很多减肥的人再次下定决心。

　　每个减肥的人都希望能够减肥成功，但是减肥毕竟不是一件容易的事，身上的赘肉不是你付出了时间、金钱就能减掉的。据统计综合所有的减肥方式，如果以减重 10%，而且 6 个月内不反弹作为标准的话，减肥成功率只有 5% ～ 10%，如果按照 1 年不反弹作为标准，这个成功率还要更低。

　　签约减肥给了自己一个保证，一个信心，同时也似乎约束了美容机构，应该能减下来了，但是事实真的是这样吗？

　　减肥服务和治疗与其他商品不一样，不是今天减肥今天见效，也不是今天减肥明天见效，即便是体重的下降也是需要时间的，脂肪的消除除了手术之外，更是需要相当长的时间，所以，从开始减肥到出现效果需要相当长的一段时间。

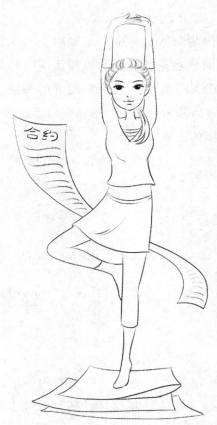

在出现效果之前的这一段时间，是减肥者最难过的日子，因为花费了金钱、时间、精力，加上各种节食、运动等努力，总是希望能够快速见到减肥的成绩。美容机构也是积极配合，时刻提醒你饮食注意，各种限制非常苛刻，也是希望尽快有点成效出来。

在你的努力配合下，也许体重会有一些下降，让你欣喜若狂，似乎签约保证表明了减肥技术是可靠的、可信的。随着时间的延长，体重的下降已经不像开始那样迅速了，甚至在某一段时间，体重就停止下降了，进入了平台期，但是减肥的结果离签约保证的成果还是相当远的。

这时候你可能变得非常的焦虑和着急，希望得到减肥机构的解释，但减肥机构一般会让你检讨最近的饮食情况：也许你曾有一次聚餐的情况，也许你夜间终于忍不住诱惑吃过夜宵，也许你运动实在太少，体重不再降低是必然的了。

除了手术能够明明白白地保证除去脂肪之外，到目前为止，从医学角度讲，还没有任何减肥方式能够保证一定能够减掉几十千克体重和脂肪。减肥并不是简单的加减法，少吃一点就能减一点，多吃一点就能够增加一点体重。身体有自己的体重与代谢调节机制，体重的增减和脂肪的代谢是由多种因素决定的，既有体重管理方面的技术问题，健康问题，也有减肥者自身问题。

一个好的减肥方案不仅可以使减肥者能够执行，而且可以健康顺利减重，从长远来看，是应该以减除脂肪为目的的方案。每个人的情况也有所不同，在减肥过程中应该根据不同的体质、饮食模式做出个性化的方案，没有任何一个标准方案适用于所有的人，当然也不能保证所有的人都能保证一次减肥10 ～ 15 千克。

减肥是否成功还决定于一些健康因素。由于各种疾病如多囊卵巢综合征、皮质醇增多症、甲状腺功能减退症，或者由于药物因素所导致的肥胖，是单纯通过简单的体重管理及手法治疗所不能解决的，必须积极治疗原发病才能解决肥胖问题。

许多人认为美容机构既然已经签约保证，就可以无所顾忌了。这也是导致减肥失败的因素之一。这些人过分依赖所谓的减肥技术，殊不知只有自己的积极配合才是最重要的。有很多的减肥者希望在不吃药、不打针、不节食、不手术、不运动的情况下，一边大快朵颐地享受美味，一边快快减肥，这充其量是一种想象。只有个人下定决心，付出一定的努力，才能达到真正减肥而且不反弹的目的。

如果能够具备良好的可以执行的减肥方案，又不存在健康问题，自己又有信心和毅力认真执行饮食和运动计划，那就离成功减肥不远了。所以说"签约减肥"不靠谱，减肥还得靠自己！

第 6 讲
减肥的难与不难

减肥太难了！大部分减肥的人都会发出这样的感叹，减肥无非是少吃和多运动，看来是很简单的事情，为什么会认为很难呢？

如果进一步问为什么减肥难，多数人都会回答，少吃多运动本身并不难，难的是"坚持"少吃和多运动。

减肥的人都有过短时间少吃多运动的经历，一般在减肥初期，宣告自己开始减肥之后，饮食开始大大减少，如不吃晚餐、不吃主食，只吃水果、蔬菜或者黄瓜、鸡蛋，同时选定健身房，或者增加跑步、跳绳等活动。

在开始减肥的第 1 ～ 2 周，做到每天节食和运动是没有问题的，尽管有饥饿和疲惫，都是可以忍受的。减肥嘛，都是要付出一定代价的。

与此同时，每个减肥的人都期望看到付出的回报——体重下降。如果过去没有怎么减过肥，这一阶段还是有不错的体重回报的，一般体重下降 1.5 ～ 3 千克都是有可能的。如果是经常减肥的"狂热者"，效果也许并不明显。

不管有没有减肥回报，都会在此时受到一些饮食环境的诱惑。也许是很久没有吃到自己喜欢的美味了，也许是聚餐出现了，也许是家人干涉减肥了，也许是要出差了。此时对于体重已经下降的人可能需要慰劳自己一下，往往在放松减肥理念的同时，会发现体重也在悄悄地反弹。是继续坚持还是中止减肥？往往非常矛盾，继续坚持，就意味着继续过类似苦行僧的日子，生活也似乎没有乐趣，如果不继续坚持等于前功尽弃。减肥实在难！

如果减肥体重下降并不明显，那自然不是另外寻找其他秘方，就是减肥告一段落了，减肥也就宣告失败。减肥实在难！

如果我们分析一下为什么减肥难以坚持。就会发现减肥实在不是生活的必需品。

要论能够坚持和容易坚持做的事情，莫过于满足人的各种生理需要了，如吃饭和睡眠几乎人人都能坚持，因为这些行为是生命必需的，同时也可以给人带来愉悦和放松。还有一些事情也容易坚持，那就是容易上瘾的事情，如玩游戏、抽烟等，虽然并非人的生理活动所必需，但是可以给人带来欣快感和刺激感，能够使紧张的神经心理有放松感。

也有能够坚持做的一些活动，应该说是被迫"坚持"的活动，比如说上班，为了生活和糊口，你没有选择，不得不早出晚归地去工作，所以尽管你可能不喜欢，你还是不得不"坚持"。

减肥则不然，除了某些明星模特的工作需要外，没有多少人需要窈窕体形来维持生计，减肥实际上只是锦上添花的行为。大多数的减肥行为涉及节食、打针、吃药和手术，这些不仅需要大量的时间、精力和金钱，而且多伴随痛苦感，人的本性是好逸恶劳的，逃避痛苦的，怎么会心甘情愿地接受这些方式呢？所以减肥难以坚持和往往以失败而告终也就是在所难免的了。

求医治病的人比较容易坚持。比较那些减肥的人和要求治病的人，可以发现两者的心态是截然不同的。到医院的病人，往往是带着无法忍受的病痛前来要求治疗的，无论是头痛还是胃痛，只要是没有治疗好，这种疼痛会一直提醒你疾病的存在，让你不能好好地活着，有些疾病让你吃穿住行甚至睡眠都受到严重影响，此时如果医生开药或者要求患者配合治疗，几乎没有患者不服从。

减肥当然不是这样。虽然肥肉在身，但是如果不去想这件事情，生活不会受到任何影响。如果自己不认为自己肥胖，完全可以不去减肥。更何况很多减肥者本身并不肥胖，当闲下来时感觉自己胖了，工作忙起来或者有其他重要事情早已经把减肥这事抛到九霄云外去了。减肥当然没有动力维持。

减肥的过程正如开车一样，点燃减肥的热情很容易，可以是别人的一句话，试穿衣服的一瞬间，或是称体重的一刹那，但维持减肥的热情实在是不容易。

如果一种减肥方式不能够让减肥的人长期坚持，就不能认为是好的减肥方法。要想真正做到减肥的成功，就得找到一种容易坚持的方式。如果一种方式不会带来苦痛，甚至带来快乐当然这种方式就容易坚持。如果一种方式能够在减肥过程中不断地获得指导，在热情减弱、心理彷徨、行为懈怠时给予鼓励和心理支持，那么这种方式就能够坚持。

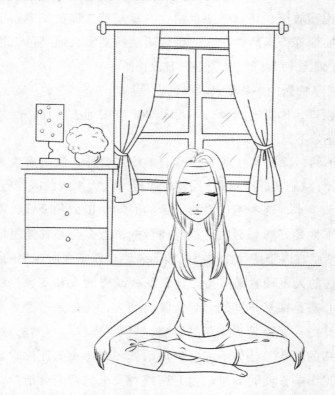

由此看来，好的减肥方法首先应该是能够坚持下来的减肥方法。除了能够坚持下来之外，减肥方式的选择也很重要。因为虽然一个人很有毅力，但是选择了错误的减肥方法，最后还是以失败而告终。正如一个人驾车技术很好也很努力，但是开错了方向，同样不能到达目的地。

减肥的指标可以是体重，也可以是腰腹围度的减少和身体健康状况的改善，其实并没有一个确切的指标判别减肥是否成功。如果把能够减掉体重的 10% 作为一个成功指标而且在一年内体重波动不超过 2 千克，大部分短期减肥的方法都达不到要求。目前的情况是，减肥达到目标也许不困难，要想保持减肥成果，可是比坚持减肥要困难得多。

看看目前流行的减肥方式，无论是国际上流行的阿特金斯减肥法、低胰岛素减肥法，还是美容机构流行的拔罐减肥法、木乃伊减肥法，都是速效且是短效的减肥法。只有真正做到健康饮食，营养均衡才是成功减肥的不二法门。

减肥的困难还表现在非理性心态上，这些心态直接导致了减肥失败。90% 的减肥是非理性的，也许你是个理性的人，但是在减肥这个问题上，却经常表现出非理性来。

首先是把减肥和减重混淆起来，自觉不自觉地用体重来衡量减肥的成功与否。有许多本身是来局部减肥的人，虽然是以减腹部或腿部为目标的，却逐渐把重点放在了体重上，只要是体重没有变化，心中便不高兴。

其次是要求快快减重。没有多少减肥者是有耐心的，自从进入了减肥流程，都是恨不得第 2 天早晨体重就能有所改变，然后每天称体重，一旦没有变化就心情焦虑，如果遇上体重波动上升，更是如临大敌。或者怀疑减肥的方式是否有问题，然后改弦易辙另换他法。

再次是要减重多多。许多减肥者根本不考虑自己的身体因素，一开始就把目标设定很高，非常不现实，常常见到体重仅有 60 千克的人，减肥目标是减到 50 千克之内。也有的人，要求一个月减掉 10 千克，只可惜减肥不是动手术切掉肥肉，就算广告上宣称能减掉，也只是文字游戏和宣传伎俩而已。

非理性的减肥心态直接注定了减肥的失败结局，也是感慨"减肥困难"的根源之一，这些非理性的思维方式将在事实面前严重打击减肥者的自信心，使减肥变得举步维艰。

环境因素也是导致减肥困难的原因之一。减肥的计划常被突然而来的聚餐、亲人们的劝告、节假日、出差及各种日常生活中的杂事所打破。在减肥中，减肥要为生活中其他的事情让道，毕竟，减肥只是锦上添花的事情，而不是生活中必需的事情。

减肥之难还体现在我们至今仍然不很清楚身体怎样运作我们的脂肪和体

重。有的人吃得很少但是依然肥胖，有的人吃得很多却怎么也胖不起来。我们常归结为基因的原因。在减肥时，吃得少也不会一直瘦下去，而是有一个平台期，在平台期前后身体是怎样安排食物的吸收和代谢的，至今仍然不知道。

所以减肥并不是简单的加减法。除了我们人为意志的参与外，身体也有自己的调节和反应方式，身体的胖瘦达标只是我们的良好愿望，能否做得到还得由身体说了算。

第 7 讲
减不减肥，谁说了算

走进减肥机构，也许是你最后下的决定，但你有没有想过当你做出这样一个决定时，你受到了多少外在因素的影响。你周围的生活和工作环境与你的减肥旅程密切相关，在减肥时你可能会受到来自周围人群和环境的深刻影响。不仅如此，你自己在减肥中，也会遇到来自内心饮食欲望的抗争和挑战。减不减肥，能否减肥，究竟谁说了算？

1. 胖不胖，谁说了算

在平静的生活中，往往别人一句不经意的话就会勾起你对自己身体体形的不满。也许你的家人考虑到了你的婚恋，也许是久别的朋友看到了你形体的变化，也许是减肥的同事正减得如火如荼，你开始意识到——我胖了。

从医学的角度来看，肥胖的定义是超过标准体重的 20%，大部分要求减肥的人根本达不到肥胖的诊断标准，甚至低于标准体重。可是芸芸众生，人们只对纤细的身材给予最多的关注，显然那是当代社会赋予人体美的"金标准"。也有不少人把自己现在的体重和体形与自己 20 岁左右或者生育之前相比较，耿耿于怀妙龄时的体重，梦想回到青春年少时的体形。

虽然美丽的体形与工作生活关系比较密切，但对多数人来说远没有想象的那么重要。特别是本身就在标准体重附近的人群，减掉 1～2 千克根本看不出有什么大的改变，所以没必要再为 1 ~ 2 千克体重或者隐藏的一点点赘肉烦恼不已了。

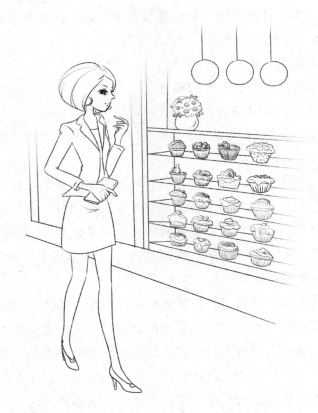

2. 吃不吃，谁说了算

吃还是不吃，这是一个问题，是一个经常摆在减肥者面前的严峻问题。不管你是在聚餐中朋友们热情地劝吃，是来自家人吃饭时对你健康的关心，还是逛街闻到了餐馆飘出的香味，你的食欲都在向你发问吃还是不吃？吃，可能阻挠减肥计划的实施：不吃，抑制不住内心的渴望。内心实在是纠结得很。

要想不纠结，首先要学习怎样吃饭，了解食物的营养成分和与肥胖的关系。有许多人凭主观感觉来划分影响肥胖的食物，其实会产生很大的偏差。如对于素菜，一般认为是低热量的，但是有些素菜会吸附大量的油，当然也是导致肥胖的因素，而有些平时认为能量很高的肉类，能量密度反而并不是很高。

此外，减肥期间对饮食生活做出一些调整是必要的。比如，尽量少参加一些聚餐，向家人说明你在减肥，要求他们的配合，以及不要使自己过于饥饿等。这样就会减少很多不必要进食或暴食的机会。减肥期间做好饮食规划，合理安排一些特殊场合的饮食计划，也是很重要的。这样在进食时，才不至于受到外来因素的干扰。吃不吃，自己说了算。

3. 减不减，谁说了算

我们在门诊经常遇到的一个问题就是：我能减吗？一次能减多少千克？对于大多数肥胖者只要是决心减肥又有一定毅力的都能减肥。但是值得注意的是，减肥不减肥，不是由医生说了算，也不是由减肥者说了算，而是由第三者——我们的身体说了算的。

减肥的长期实践表明，身体比我们要聪明得多。身体不仅结构复杂，它的行为方式我们也只能窥见一部分，还有许多人体之谜，我们并不知道。体重的调节就是其中之一。当我们把减重的方法简单地概括为减少能量摄入时并不能持久减重，所以大多数的饮食控制方式，只能降低 2 ~ 3 千克的体重，而伴随着诚惶诚恐的吃饭和更大的反弹。

洪荒时代的生活，使我们的身体形成了"节俭"的优良习惯，那时人们找到食物很不容易，人类必须把吃进去的食物转化为多余的能量攒起来，以应对繁重的体力谋生。这种在当时属于优良的"节俭基因"，现在仍然携带在我们的染色体中。虽然生存环境已今非昔比，人类可以很方便地获得食物和营养，但身体的节俭能力仍在。所以当你大量减少摄入时，身体一方面尽可能吸收营养，一方面降低代谢，以应对这突如其来的"食物危机"。而当有条件进食时，身体拼命转化和储备，所以不仅没有减多少，反而反弹更多。

看来要想减肥，不能简单粗暴地对身体进行节食，而是必须和身体做朋友。通过不断学习和训练，让身体学会正确对待食物摄取，知道自己需要吃多少，知道何时可以吃。同时通过提高身体对食物摄入多少的敏感程度，让身体把多余的脂肪贡献出来供我们代谢之用，这才是持久的减肥之道。

第 8 讲
减肥还得靠自己

减肥成功不是医生的成功，而是减肥者自己的成功。无论是体重的下降还是体形的改变都是减肥者本人自己努力的结果，如果把减肥成功的功劳划分一下的话，那么医生占三分，而减肥者本人的努力应当占七分。

我们经常看到同样的减肥策略和方案在一部分人身上成功，在另外一部分人身上不成功，除了人的身体体质不同外，充分说明了减肥者在减肥过程中起着非常重要的作用。

在对待减肥中的食物诱惑时，有的人采取乐不思蜀的态度，有的人采取得过且过的态度，有的人采取了回避态度，有的人采取了积极处理的态度。

面对诸多的应酬，有人觉得难以拒绝，有人聚餐必到，有人借口生意重要，有人说应酬就是工作，虽然"三高"在身，也在所不辞，当然有人学会了如何处理应酬。

减肥要通过医生的方法和减肥者本人来完成，双方都要采取一些方法来达到减肥的目的。许多人在减肥时认为我把身体交给医生了，就要由医生来完成这个任务，我配合与不配合无所谓的，这是不对的。

如果采用手术的减肥方式可以不需要减肥者的参与，因为不管你怎么不配合，手术完成脂肪就已经被消除掉了。有些减肥药物也不需要你特别去配合，因为药物强有力地阻断了你的神经传导，切断了你进食的念头。

如果担心手术和药物的不良反应，而采取健康的减肥方式，真正做到健康饮食的减肥就必须密切配合医生在减肥时的要求。

很多人一想到配合，马上就会想到又要饿肚子了，或者又要去锻炼了，于是非常不乐意。其实无论是饿肚子还是剧烈锻炼，都不是健康的减肥方式。如果一种减肥方式倡导配合节食和大量运动，那只能说明这种减肥方式根本起不到减肥作用，因为单纯的节食也能减掉一些重量，何须采用附加的减肥方式。

所以如果发现无论是按摩，还是火罐等五花八门的减肥方式，只要要求配合节食和大量运动，那就谈不上健康的减肥方式。因为节食会导致营养失衡，剧烈运动也会影响健康，更何况减完之后必定体重反弹。

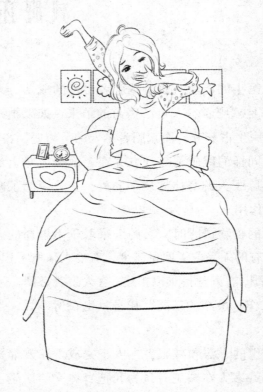

减肥要发挥主观能动性。一个积极的减肥态度是非常重要的，把自己交给减肥机构，然后听之任之，消极对待，饮食、运动我行我素，当然是无法减肥的。因为再好的减肥方案必定要通过你本人来实现，而不是通过医生来实现的。

在专业方面医生当然要比你懂得多，所以能够给你做出适合你的健康减肥方案，和生活中的方案一样，再好的方案如果不去实施也是枉然。

减肥过程中实际上涉及三个方面，一个是医生治疗和指导，一个是你的主观能动性，还有一个是你的身体。医生给你适当地治疗调节你身体的疾病因素，营养和运动方面的指导要通过你的具体执行来完成。

有很多情况下身体会给你抱怨和出难题，例如懒惰、拖拉和诱惑等让你很是为难，这时候你就处于两难之中，是听从身体的声音放弃减肥，还是说服自己的身体而继续前进——在这关键的时刻，必须由你做出明智的决定，而不是医生。

那些把身体交给医生就能减肥的想法只能是一厢情愿的想法，医生的方案只能是"外因"，而你的主观能动性是主要的"内因"。记住"外因"要通过"内因"起作用，身材要靠自己的努力才能成功瘦下来。

减肥是医生的任务，也是你的任务，但最终还是你的任务。

第 9 讲
减肥有"效"不一定有"笑"

也许你有过这样的体验，辛辛苦苦忍饥挨饿加运动减了 1 个月的肥，体重下来三四千克，但是照照镜子，好像身材还是那么胖，顿时感到有些泄气。或者减肥后衣服宽松了许多，但是一称体重，好像并没有什么变化，于是感到减肥又失败了。

减肥的结果总是偏离自己的想象，一方面可能是减肥方法有问题，另一方面是对减肥的认知有问题。

在减肥之前，我们总是规划好了减肥的蓝图，例如超瘦的腰身，纤细的手臂，修长的大腿，或者认为减肥就要减掉 10 ～ 15 千克。追求腰身的最后变成了对体重不满意，追求体重的变成了对腰身不满意。

有个女孩，本身不胖，是一个身材很标准的女孩子，可她却老是觉得自己很胖，一会儿进行节食减肥，一会儿又买了一堆的减肥茶回来喝，还偷偷服用减肥药物。最近在一家减肥机构一面服用减肥产品，一面做拍打减肥，经过 2 个月的努力终于完成了减肥疗程，体重也减掉了 5 千克以上，获得周围闺蜜啧啧称赞和羡慕，心中充满了得意和自豪感。

不过，这自豪感可没有持续太久，不久她发现过去一直正常的"大姨妈"仿佛没有动静了，开始还以为是因为工作太累引起的，后来 1 个月、2 个月、3 个月还是没有动静，这才有些焦虑了，到医院做了几项检查之后，医生告诉她可能是减肥过度引起了闭经。

　　由于少女调节月经周期的"下丘脑－垂体－卵巢轴"的神经内分泌调节功能尚不稳定，易受各种内、外因素的干扰，此时如果盲目减肥将会打破体内摄取和消耗的功能平衡，造成激素（内分泌）水平紊乱，导致月经失调，甚至闭经。由于非正常闭经抑制了排卵功能的发挥，造成卵巢功能的早衰，如不及时治疗，可能会因此而丧失生育功能。其实除了上面提到的生理因素外，盲目减肥还会给减肥者造成巨大的心理压力，引致精神状态的改变，从而影响月经的正常来潮。

　　一些女性自身并没有认识到减肥引起闭经的危害，反而认为就此解除了"麻烦"，不去医院检查或治疗，甚至导致无法受孕，造成终身的遗憾。女性的体脂百分比至少要达到17%，才能维持正常的月经周期和性欲水平，这也是她们将来能够健康怀孕、分娩及哺乳的最低脂肪标准。因为，脂肪组织能将肾上腺皮质所提供的原材料加工转变为雌激素，是体内除卵巢以外制造

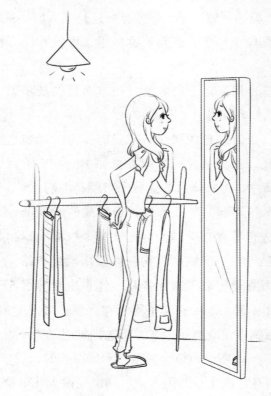

雌激素的重要场所。体内脂肪过少，雌激素的合成及其在血液内的水平就会受到影响，导致雌激素处于不足状态，而雌激素水平正是影响女性生育能力的关键标准之一。

过度减肥还会引起消化系统的危害，如胃下垂和胆结石。人体减肥过度时，身体内腹壁松弛、腹肌薄弱，导致悬吊、固定胃位置的肌肉和韧带松弛无力，腹压下降，于是整个胃的生理位置就降低，形成胃下垂。过度减肥也会引起胆结石。胆汁是由肝分泌的，其中含有胆固醇、胆盐、钙和卵磷脂等，它们之间保持着一定的比例。减肥过度的人一般热量摄入不足，所以沉淀在身体组织中的脂肪就加速消耗，胆固醇也随之移动，导致其在胆汁中的含量增加，胆汁因而变得黏稠，析出结晶并沉淀下来形成结石。

有的人体重下降过快，头发也不断脱落。

游小姐自 2011 年成功减重 10 千克之后，先是注意到在地毯上有很多掉落的头发，接着在洗澡后，发现浴缸的排水口被很多头发堵住。在照镜子时留意了一下自己的头发，竟然发现自己的发际线在向后退，头发也变得越来越稀少。这让游小姐很震惊，她开始怀疑自己患某种"鬼剃头"之类的疾病。

游小姐感到非常恐慌，先是买了有增发功能的洗发水，然后又服用大量的补肾生发保健品，但是并没有发生任何变化。医生告诉她，头发的主要成分是一种被称为鱼朊的蛋白质和锌、铁、铜等微量元素。对过度节食的人来说，体内脂肪和蛋白质均供应不足，可导致头发频繁脱落，发色也逐渐失去光泽。另外任何形式的节食都会对健康造成压力，同时还会降低体内的铁元素水平。铁元素缺乏会导致毛囊血液供应减少，或者局部神经调节功能发生障碍，以致毛囊营养不良，造成脱发现象。

节食减肥容易造成贫血应该不难理解。铁、叶酸、维生素 B_{12} 等是体内重要的造血物质，如果摄入不足，血红蛋白和红细胞就缺乏原料。营养不良也会降低身体免疫力，形成继发性贫血。

减肥过度者记忆力也会下降。脂肪酸和磷脂对于脑细胞的发育和修复具有至关重要的作用。必需脂肪酸含量降低，智力水平也会较低。过度减肥的人体内脂肪摄入量和存储量不足，机体营养匮乏，这种营养缺乏使脑细胞受损严重，将直接影响记忆力，甚至变得越来越健忘了。

第10讲
肥胖不仅仅是用体重来衡量的

简单将体重作为唯一指标，往往导致各种减肥认识误区，例如减重困难，或出现不断反弹现象。肥胖不仅要考虑到减肥者的审美需要，也要考虑到健康需要，还应该对病理性肥胖做出鉴别，否则不但达不到减肥者的审美需求，还有可能带来健康隐患。

为了更好地了解肥胖和选择恰当的减肥措施，我们先引入一个标准体重的概念。标准体重是指与自己身高相对应的、最适宜的体重。计算时一般以身高为基础，按一定比例系数推算出相应的体重值。不受被测试者营养条件、种族及年龄的影响，主要与身高有关。粗略的计算方法如下：标准体重（千克）=身高（厘米）-105。

标准体重是根据大量的人体统计数据计算出来的，尽管从医学的角度用标准体重来评价肥胖不是相当确切，但是计算比较简单、方便和实用。正常人体重波动在±10%左右。当一个人的体重超过标准体重10%时，称为超重；超出标准体重的20%，称为轻度肥胖；超出标准体重的30%，称为中度肥胖；超出标准体重的50%以上，称为重度肥胖。

我们首先根据标准体重从生活中把希望减肥的人群分为两类：一类是按照标准体重或体重指数，体重确实超过了正常范围，需要减重的人群；一类是体重在正常范围内，仍然希望体重进一步减低的人群。由于两类人群在生理和肥胖病理方面都有很大的差异，所以，采用的减肥方案也有很大的不同。

对于体重确实超过了正常范围，需要减重的人群，可以通过体质调理进行减重。

针灸或埋线调理首先可以表现在对食欲的控制，此后会出现体重的下降，腰围的减少，对于肥胖伴随的一些症状例如乏力、困倦、失眠、心烦等症状和体征也会有很好的改善。在经过1～2个疗程的减肥后均有不同程度的体重下降。此后辅助以饮食的适当控制，可以保证体重的恒定维持。

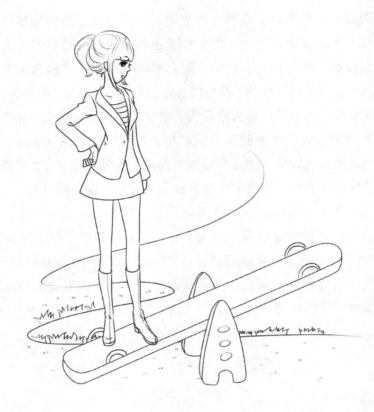

　　对于体重在正常范围内，仍然希望体重进一步减低的人群，直接迅速降低体重是比较困难的，除非服用一些药物强制减少饮食的摄入。

　　对于此类患者，如果伴有亚健康状态，可以通过经络埋线等手段，对亚健康状态进行调整，改善身体不适症状和精神面貌，在此基础上改善体形。如果需要从体重上减少，应该积极控制饮食和增加运动。如果身体不伴有亚健康状态，一般要重点纠正对个人形象的认识，以免影响身体健康。

　　医学上是将肥胖作为一种疾病看待的，因为肥胖直接与健康风险相关。肥胖有多种不同的医学分类方式，通俗的方法是将其分为单纯性肥胖、继发性肥胖。单纯性肥胖是各类肥胖中最常见的一种，占肥胖人群的 95% 左右。这类病人全身脂肪分布比较均匀，没有内分泌性疾病，也无代谢障碍性疾病。这种主要由遗传因素及营养过度引起的肥胖，称为单纯性肥胖。

　　与大多数人从审美的角度看肥胖不同，更多情况下，医学角度上的肥胖更加关注肥胖相关性疾病。在研究肥胖时，人们发现"脂肪分布"类型与其并发症密切相关。腹部脂肪为主的肥胖者患糖尿病和心血管病的危险可能增加。研究也表明，在男性和女性中，对葡萄糖不耐受，对胰岛素有抵抗性、血压升高和血脂升高的发生率，都与腹部脂肪（或上身脂肪）的增加成正相关。

继发性肥胖是以某种疾病为原发病的症状性肥胖。一般多见闭经、多毛、水肿、满月脸等表现。本类肥胖较为罕见，占肥胖患者的 5% 以下。但继发性肥胖包括的范围比较广，如多种原因引起的下丘脑综合征、2 型糖尿病、肝炎后肥胖、库欣综合征、多囊卵巢综合征、甲状腺功能减退症等。

所以，肥胖不是仅仅是用体重来衡量的。如果体重并不超重，仅仅是个人审美要求减肥，最好是改变对个人形象的认识，以免单纯为了减肥影响健康；如果是单纯性的肥胖，可以通过合理的体质调理、饮食调整和运动来减肥；如果是中度或重度肥胖，而且伴有一些内分泌症状，就需要从治疗原发疾病着手，才能做到成功减肥。

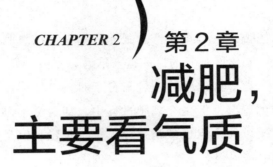

CHAPTER 2 第 2 章
减肥，
主要看气质

体形重要还是体重重要
减肥，主要看气质
别混淆了唯美减肥和医学减肥
莫把脂肪当仇敌

第11讲
体形重要还是体重重要

不管你是否是医学意义上的肥胖，如果你在减肥过程中一直盯着体重不放的话，有可能离你减肥的目标越来越远。

大多数人觉得自己肥胖还是来自于对自己体形的评价，特别是腰腹部、手臂和下肢的肥胖，但是在减肥过程中，却自觉不自觉地将体重看作是最重要的指标。所以往往出现减肥减掉了一些重量，但是身体从外形来看还是老样子，不免沮丧得很。

1. 真正决定人体美不美的是人的体形，而不是体重

体形是肌肉、脂肪和骨骼的外在表现形态。其中骨骼是体形和容貌的支架，是体形美和容貌美的重要基础。首先骨架要大小适度，比例匀称。肌肉和脂肪位于骨骼与皮肤之间，决定着体形和外貌的曲线健美。身体皮下若没有适度的脂肪衬垫，体形和容貌的健美也会大为逊色，特别是女青年。因为肌肉与脂肪的比例会随着饮食、生活状态与年龄而有所改变，所以想要身材好，不能只注意体重，更要注意"脂肪比例"与"脂肪囤积的位置"。此外，在减肥过程中还要维持或增加肌肉量，很显然2千克肥肉与2千克瘦肉，肥肉体积明显较大。

脂肪是维持身体曲线的重要成分，所以要拥有美丽的体形，首先要注意体脂率（体脂肪百分比）。尽管体重标准，脂肪偏高也不容易拥有好身材。如果男性的体脂肪百分比大于25%、女性的体脂肪百分比大于30%，不只是曲线走样，甚至已达肥胖标准。

我们的全身都有脂肪组织，这些组织是由储存能量的脂肪细胞组成的。造成脂肪堆积的原因因人而异，但大致可分为内脏堆积（附着在器官周围）和皮下堆积。如果脂肪的囤积在内脏周围，脂肪比例又偏高，那就不只是外观不好看的问题，更重要的是还会对身体造成危害，如患心脏病、高脂血症和糖尿病等。

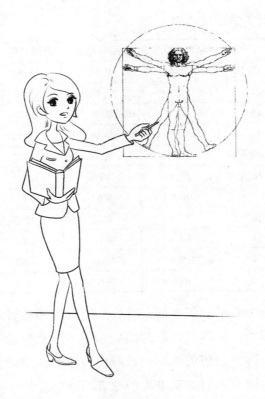

2. 人体比例学说

　　理想的体形取决于胸部、腰部、臀部等的比例及各自的高度。人体美学其实没有一个统一的标准，主要根据民族文化的不同和时代制定美学标准。医学界推崇的是人体比例学说对人体进行美学描述。所以减肥的人与其每天测量体重，倒不如追求美丽的体形更实惠些。

　　比例学说就是用数学方法来表示标准人体并根据一定的基准进行比较，以同一人体的某一部位为基准，制定人体的比例关系。

　　达芬奇在他著名的人体素描《维特鲁威人》中描绘了他眼中的标准人体。对人体解剖很有研究的达芬奇认为"八头身"（即身长是头高的 8 倍）的身材，且以两侧髂骨最高点连线将身体分为上下相等的两段是健康男女青年理想的身材。可见以健康为出发点来确定的标准体重和从美学的角度来确定标准体重是完全不同的。

附：黄金比例的体形尺寸表

身高（厘米）	体重（千克）	胸围（厘米）	腰围（厘米）	臀围（厘米）	大腿腿围（厘米）
150	43	B80	W55	H83	T46
152	44	B81	W56	H84	T46.5
154	45	B82	W57	H85	T47
156	46	B83	W58	H86	T47.5
158	47	B84	W59	H87	T48
160	48	B85	W60	H88	T48.5
162	50	B86	W61	H89	T49
164	52	B87	W62	H90	T49.5
166	53	B88	W62	H91	T50
168	54	B89	W63	H92	T50.5
170	55	B90	W63	H93	T51

首先在身体的中心画一条直线，然后分别以胸部和臀部为顶点画出两个三角形。如果中心线两侧的三角形的前后和上下的比例都均等，且有交叉点正好位于腰部则可称为理想的体形。乳峰应位于从头顶起往下2个头部长度的位置，即肩头与肘部之间的正中央的地方。腰部应位于手臂微微弯曲时肘部附近的位置。臀部的理想位置是身高的1/2的高度。据统计，亚洲女性的魔鬼三围的标准（胸84厘米、腰62厘米、臀86厘米）。

用你的腰围除以你的臀围，就得到了你的腰臀比例。如果你是女性，腰围是63厘米，臀围是90厘米，那么腰臀比例就是63/90等于0.7。女性理想的腰臀比例在0.67～0.80。如果是男性，这一比例在0.85～0.95。

梦露、黛安娜、奥黛丽·赫本、黛米·摩尔和辛迪·克劳馥这些大名鼎鼎的名星就是一直保持着0.7的完美腰臀比例。减肥只有减去脂肪才能达到塑造体形的目的，但是长期节食可以逐渐变瘦，却不能达到最佳的腰臀比例，因为在瘦的同时却很难再保持臀部的圆润。

3. 女子完美身材的测量

（1）上、下身比例：以肚脐为界，上、下身比例应为5：8，符合"黄金分割"定律。

（2）胸围：由腋下沿胸部的上方最丰满处测量胸围，应为身高的 1/2。

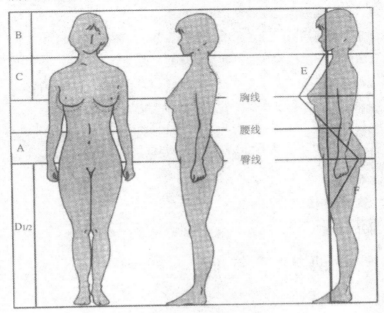

胸线

腰线

臀线

女子完美身材的测量标准

（3）腰围：在正常情况下，量腰的最细部位。腰围较胸围小 20 厘米。

（4）臀围：在体前耻骨平行于臀部最大部位。臀围较胸围大 4 厘米。

（5）大腿围：在大腿的最上部位，臀折线下。大腿围较腰围小 10 厘米。

（6）小腿围：在小腿最丰满处。小腿围较大腿围小 20 厘米。

（7）足颈围：在足颈的最细部位。足颈围较小腿围小 10 厘米。

（8）上臂围：在肩关节与肘关节之间的中部。上臂围等于大腿围的 1/2

（9）颈围：在颈的中部最细处。颈围与小腿围相等。

（10）肩宽：两肩峰之间的距离。肩宽等于胸围的 1/2 减 4 厘米。

附：我国女子标准体型的计算方法

我国女性标准体型的计算方法

（1）胸围 = 身高（厘米）× 0.535；

（2）腰围 = 身高（厘米）× 0.365；

（3）臀围 = 身高（厘米）× 0.565；

（4）胸围约等于臀围；

（5）腰围比胸围或者臀围小 25 厘米；

（6）大腿围比腰围小 25 厘米；

（7）小腿围比大腿围小 15 厘米；

（8）上臂围约等于 2 倍手腕围。

实际计算得出的指数与标准指数 ±3 厘米均属标准。小于 5 厘米，说明过于苗条（偏瘦）；大于 5 厘米，说明过于丰满（偏胖）。

第 12 讲
减肥，主要为了气质

当你为了那个他，对体重孜孜以求时，根本没有想到，你那上下波动的体重只会影响你的心情，别人并不会因为你的体重降低而增加对你的好感，也不会因为你的体重升高而减少你的魅力。

实际上，体重的微小变化在体形上的表现可能并不显著，特别是由于水分丢失减轻的体重。你不可能逢人便告诉你减掉了多少体重，别人对你的感觉关键在于你的体形。所以了解男人们心中的魅力女人，也许可以让你从体重的束缚中解脱出来。

人类是视觉动物，对男人而言，女人的体形和身材，远比她的体重更具有吸引力。男人喜欢的女性身材首先是健康结实的身材。从生物学的角度来看，健康结实的身材代表良好的生育能力。

对于常说的那种骨感，男人其实并不喜欢。健康的身材体态丰满表示有良好的生育和哺乳能力，在古代的很多雕像中，也经常以丰满为女性美的必备条件。性感偶像之一的玛丽莲·梦露，不只胸部丰满，她的腿也很结实。

男性对女性的欣赏主要表现在身体曲线上。曲线的形成主要是通过"三围"

来体现的，运动有利于"三围"的协调发展，纤细的腰围与丰满的胸围则是女性健美的基础。

所以有人说"我理想中的女人体形是柔软的，骨头一定要有脂肪包裹，圆润而有曲线。我不喜欢那种直直的骨感的身体。她的胸部不用很大，但要能充满我的手掌；当我拥抱她的时候，我可以感觉到她丰润的臀部"。

从正面看女性的腰部明显比胸部窄，形成胸大腰细臀部大的体形。而从侧面看后腰与臀部又形成明显的曲线。女性的腰围按照审美观点应当是女性三围当中最细的一围，它的粗细直接影响着女性的曲线美、体形美。

腰部应该呈上、下圆滑的曲线，曲线上接肩部和胸部，下部延伸到丰满隆起的臀部，形成优美曲线。该曲线像数学中的双曲线。躯体之所以美，是因为上腰身部有凹点，下腰部又柔和地向臀部扩张，正是这种变化，使人的曲线有了吸引力。

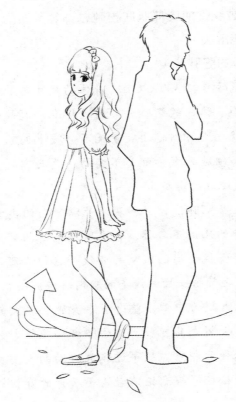

与隆起的胸部相反，平坦的腹部才能留住美丽。从正面看，肚脐两边应有两个对称的凹陷，与肚脐凹陷共同将腹部分成两个部分。乳房处的胸围和腰线处的臀围应大致相等，使腰部曲线柔和。以侧面看，腹部应与乳房的前突部分和臀部的后突部分对称，形成"S"形。

浑圆的臀部也很关键。女人的臀部储存了许多脂肪，为的是哺乳之用，还有就是在饥荒时充当紧急粮仓，有点类似骆驼驼峰的功能。古时候，肥突的臀部就是性感的象征。在希腊，甚至还有为"美臀女神"阿佛洛狄忒所建的神庙。

大多数男人认为女人纤细的腰部和丰满的臀部比较有吸引力，如果一个人是"水桶腰"，是很有必要减肥的，"水桶腰"表示腰部脂肪堆积过多，从而使整个躯体没有了曲线之美。

如果脂肪堆积在下腹部和肚脐周围形成悬垂形腹壁；或者腹壁较膨胀、皮下组织的厚度不尽相同形成的圆球形腹壁；缺乏皮下脂肪，将会在肚脐周围有过多的皮肤和皱纹，使腹部肌肤松弛，都是美丽的大敌。这些都不是仅仅减去少许体重就能解决的。

附：按部位进行的肥胖分类

脂肪性肥胖：脂肪率在30%以上。身体的尺寸与骨骼相比不合比例，全身上下胖乎乎的类型。体内的脂肪大大超过标准。这是由于脂肪细胞自身一个个变得肥大的缘故。脂肪细胞的数量既不会减少也不会增多，因此无论是瘦人还是胖人其脂肪细胞的数量都是不变的。总而言之，这是由于饮食过量或者生活不规律造成肥胖的类型。

上半身肥胖：上身肥胖，背上和两肩长满赘肉的类型。眼看上去似乎很苗条，但实际上全身的比例不匀称，在衣服遮掩下的部分长满了肥肉。两腿很细，但腰部却没有女性应有的凹陷的曲线。这种体形是由于运动不足或水分摄取过量而引起缺乏带给女性曲线美的肌肉所造成的肥胖。

下半身肥胖：以大腿为中心，整个下半身肥胖粗大的类型。上半身纤细柔弱，但臀围扩大，大腿尤其粗壮。由于膝部和足等部分的线条没有收缩，容易给人造成全身松弛的印象。从事过体育运动的人全身脂肪坚硬，没有从事过体运运动的人则松松垮垮无论前者还是后者的身材比例都不匀称，尤其不宜穿着短裙。

第 13 讲
别混淆了唯美减肥和医学减肥

正如美容分为生活美容和医学美容一样，减肥其实也分为生活减肥和医学减肥。

生活减肥是以美为主要目的的，可以称之为唯美减肥，无非是使自己显得更加美丽漂亮，身材匀称，能穿上瘦瘦的衣服。医学减肥则是以健康为主要目的的。

医学减肥的对象是达到医学标准的超重或肥胖，并且患有肥胖相关性疾病或者有患病风险的人群。如果你根本没有达到医学标准的肥胖，却希望减肥，那就是唯美减肥。

仔细地区分两种不同的减肥是非常重要的。两者的减肥目的、减肥心态和采用的减肥方式有很大的不同。医学减肥应该以医学手段为主，辅助以身体调理、饮食和运动行为调整的方式；唯美减肥则应该是以身体调理、饮食和运动行为调整的方式为主且无医学手段的减肥方式。

医学手段包括药物、手术等方式。药物减肥是通过提高代谢率的药物，抑制食欲、减少脂类吸收或促进排泄而起到减肥的作用，药物减肥具有一定的效果，当然也就有相应的不良反应，例如尿频、兴奋、失眠、目眩、头痛、心悸、口干、腹泻。利尿药会伴随着呕吐、头晕、虚弱等引发肾功能损伤的表现。泻药经常使用除了会损伤肠胃道的功能，也会发生贫血的问题。膨胀剂容易导致维生素及营养素的缺乏，造成营养不良。还有些药物甚至会威胁生命。

手术减肥可以分为改善肥胖症患者全身症状的减肥手术和局部美体塑形的吸脂手术。

重度肥胖的手术方式分为限制摄入、减少吸收或两者兼有三类。有五种治疗病态性肥胖的手术方法已经得到临床验证，即可调节胃绑带术（限制摄入）、胃短路术（限制摄入和减少吸收）、垂直绑带式胃减容术（限制摄入）、袖状胃切除术（限制摄入）和胆胰旷置术与十二指肠转位术（主要是减少吸收）。

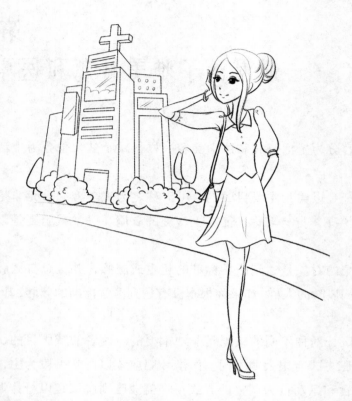

外科手术减肥有严格的适应证和禁忌证，也可能出现外形不规整、血肿、皮肤皱褶、色斑、感觉减退、肿胀等并发症。

由此可见，医学减肥有利有弊，一般只有影响到健康才考虑采用医学减肥。健康人采用医学减肥是不恰当的，而且有可能损害健康。这些方式很多会减肥后反弹回来，更是得不偿失。药物减肥必须达到肥胖标准，手术减肥有严格的适应证和禁忌证，唯美减肥则是人人皆可以进行的。

但是在选择减肥方式时，许多人偏偏将两种减肥方式混为一谈。如本来应该通过医学方式的减肥，却担心药物不良反应或手术后遗症仅仅采用饮食和运动方式而收效甚微。本来身体健康，达不到医学肥胖标准的唯美减肥，却不考虑饮食和运动调整，为了快速减肥服用减肥药物或手术，留下健康隐患，如便秘、厌食、月经不调或闭经。

更有一些保健品鱼目混珠，声称特效减肥的绿色产品，却含有减肥药物成分，一些希望保健减肥的健康人服用的却是减肥药物，体重暂时减了下来，健康却失去了。

所以一定要清楚自己的肥胖性质，如果是真正的肥胖或超重，同时又存在危险因素 [包括高血压、高血糖、总胆固醇升高、三酰甘油（甘油三酯）升高和高密度脂蛋白胆固醇降低]，那么就应该采用医学减肥的方式为主，在医生的指导下进行减肥；如果根本达不到肥胖的标准，就不要服用减肥药物或者含有减肥药物的保健品；如果没有手术减肥的适应证，也就不要手术。

第 14 讲
莫 把 脂 肪 当 仇 敌

减肥除了一个直接的目标减重外，就是直指"肥胖的元凶"——脂肪。无论是腰部的赘肉，还是手臂上的蝴蝶袖，都是减肥的直接目标。

对于身体的脂肪，在减肥者来看，一般是爱少恨多，有时候眼看着身体上一块块的赘肉，真的是恨不得要用刀子一割为快，对于食物中的脂肪，也是避之唯恐不及。脂肪，真的是我们的敌人吗？

很多减肥的人是不可能见过人体脂肪的，大多数是从动物肉（如猪肉、羊肉或鸡肉）认识脂肪，然后感受自己的皮下就是那种脂肪。

俗话说脂肪就是油，一种呈固态的油。脂肪是甘油和三分子脂肪酸组成的三酰甘油。脂肪所含的化学元素主要是 C、H、O。

脂肪是重要的营养物质，是食物的一个基本构成部分，也是我们人体的一种重要组成部分。

食物中的脂肪主要来源于动物的脂肪组织和肉类及植物的种子。亚油酸普遍存在于植物油中，亚麻酸在豆油和紫苏子油中较多。含磷脂较多的食物为蛋黄、动物肝、大豆、麦胚和花生等。含胆固醇丰富的食物是动物脑、肝、肾等内脏和蛋类。

人体大部分脂肪储存在皮下和脏器周围。因为脂肪不是良好的导热体，所以皮下的脂肪组织构成是保护身体的隔离层，能防止体温的发散，起到保持体温的作用。脏器周围的脂肪则有保护内脏器官的作用。

脂肪还是人体后备的能量库。在缺乏营养时，可以供给维持生命必需的热能。当然吃进大量脂肪以后，一时消耗不完的部分可以存在体内，等身体需要能量时再利用。此外，脂肪还有保护内脏器官、滋润皮肤的作用。

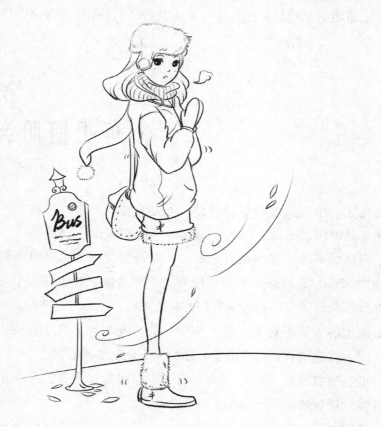

脂肪不仅是构成组织细胞所必需的基本营养物质，也是人体组织细胞的重要组成部分，同时还是从事耐力运动时的主要能量来源。其中的磷脂、胆固醇是形成新组织和修补旧组织、调节代谢、合成激素所不可缺少的物质。

另外，脂肪细胞还能产生一种类似激素的蛋白质，能够对入侵的病毒做出反应，所起的作用很像免疫细胞。

脂肪细胞能够帮助胰岛素调节人体的血糖水平，同时还能帮助免疫系统对癌细胞做出反应。因此，拥有适量脂肪，有益于提高人体的免疫功能。

一些维生素如维生素 A、维生素 D、维生素 E、维生素 K 的吸收必须有脂肪作为溶剂。此外，脂肪可延长食物在消化道内停留的时间，利于各种营养素的消化吸收。膳食中的脂肪来自所摄入的食物，它对脂溶性维生素（包括维生素 A、维生素 D、维生素 K、维生素 E，而水溶性的 B 族维生素和维生素 C 则不在此列）的吸收非常关键。维生素 A 对保持良好的视力非常重要，维生素 D 有助于骨骼健康，维生素 K 能够帮助血液凝固，维生素 E 则能阻止对人体有害的自由基的形成。

如果饮食中摄取不到充足的脂肪，那您的身体就难以有效地获取脂溶性维生素，而后者对身体健康至关重要。当然，这也并不意味着您可以大嚼薯片了，那种油炸食物中所含的脂肪本身就问题多多。

不用说，多数芳香物质都是脂溶性的，脂肪有利于提高食品的香气和味道，以增进食欲。这也就是为什么我们总是对油炸食品乐此不疲、爱恨交加的原因。

处于生长发育阶段的青春少女，身材还是丰满一点好，少女脂肪要达到体重的 17% 方可发生初次月经，体内脂肪至少达到 22% 才能维持正常的月经周期。为了减肥盲目节食和拒绝脂类食品，体内大量蛋白质和脂肪将被消耗。雌激素有赖于女性皮下脂肪含量，脂肪组织也是雌激素生成的一个原料，它有促使体内雄激素转化为雌激素的能力，雌激素缺乏，便不可避免地使月经初潮推迟或月经失调，严重者可发生闭经。脂肪亦是女性生育能量的主要来源，10 月怀胎和前 3 个月的哺乳期，女性主要依靠体脂来提供能量，其体内脂肪必须超过 23%，才能使妊娠成功和保证婴儿的健康。

脂肪对保持体形曲线美有举足轻重的作用。脂肪使皮肤光泽润滑，使身体丰满匀称而增添曲线风姿。如果缺乏脂肪，将使身体呈现病态，体形消瘦，胸部扁平，骨骼轮廓特征非常显眼，与健康和美丽的追求背道而驰。

尽可能在短时间内把身上讨厌的赘肉去掉。这种思维方式实际上是把赘肉内的脂肪当作了自己的敌人一样，于是往往采取各种方式，希望将脂肪尽快消灭掉。其实，脂肪没有过错，错的是自己的饮食习惯和生活方式。

脂肪不是减肥的"敌人"，而是维持人体正常生理功能的"朋友"，是展示形体美不可缺少的"皮下工作者"。

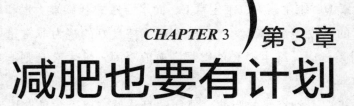

CHAPTER 3 第 3 章
减肥也要有计划

第 15 讲
减肥开始，你准备好了吗

　　减肥从来就不是一个一蹴而就的事情，但更多的人希望在短时间内速战速决。决定减肥也许是已经思虑很久的事情，也许是由于突然受到周围人的评头论足，一句"你最近好像胖了"就足以令你耿耿于怀而采取行动。

　　作为一项长期的事情，成功的减肥可能需要坚持半年、1 年甚至更长的时间，并且与你的生活、工作息息相关，彼此影响。如果没有认真的思想准备和周密的时间安排，你的减肥计划可能就在将来的某个时间因为某个原因而中止。这些常见的原因包括突然而来的工作变化、家庭事务的出现、频繁的出差、一个长时间的旅行等。

　　假期对于减肥来说，也许是好事，也许是坏事，关键是你在假期中如何安排减肥，否则，你只能在放松的生活面前束手就擒。在减肥开始之前，预料到这些可能的生活变化，并且做出相应的安排，是你成功减肥的不二选择。

　　没有做好准备就匆匆开始减肥的人几乎占了大多数。

　　寄希望于新奇的减肥方式能给减肥带来奇迹般的体形变化。当进行到一定时间，发现没有达到所期望的体重下降后，就开始从思想上懈怠，进而放松要求，常以忙为借口减少减肥治疗次数，最终导致减肥半途而废。

　　在进行减肥之前，仔细思考下列问题是非常必要的。

1. 你的减肥目标是什么

　　多数人对减肥有着过高的期望值，尽管他们自己也清楚很难达到，这就是梦想体重。值得思考的是，你可以接受的体重是多少，这是比较客观的体重目标。清楚自己的目标将决定你应该在减肥中采取什么样的态度和行动。

　　事实上，将自己的第一阶段目标设定为 5% 的体重下降是比较客观的，达到此目标不仅可以给你带来成就感，而且有益于你的健康改善。当然，如果你的目标是减掉腹部的赘肉，就不要再紧盯着体重的变化了，否则体重秤只会给你带来失望，打击你的积极性。

2. 你愿意花费多少时间和精力来减肥

一个恰当的减肥疗程是 3 个月，这时候才能判别减肥的效果是来自于脂肪还是水分的丧失。成功的完成减肥要坚持 6 个月，甚至更长的时间，学习改变生活方式和行为习惯，并固化到日常行为中，以维持来之不易的减肥成果。

如果是边减边看，那就不要浪费时间了，因为减肥期间的任何一个小的情况变动，或体重的波动都会影响你继续下去。减肥也是要花费精力的，你需要在百忙之中去减肥机构完成治疗，同时要按照一些要求改变一些行为。成功总是偏爱那些喜欢动脑筋的人，减肥也不例外。不断学习和总结经验，会使你的减肥事半功倍。

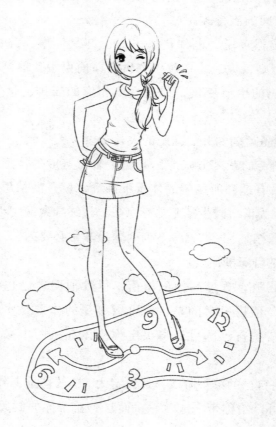

3. 在减肥期间会有家庭或工作方面的变动吗

在长达 3 ～ 6 个月的时间里，非常有可能有家庭或工作方面的变动。此时你原有的规律的减肥节奏可能会被打乱，提前做好准备，想好一些应对方式，可以消除生活变动对减肥产生的影响。如果预料到在开始减肥的时候就可能发生生活变动，那就不妨晚些时候再开始减肥。

4. 在饮食和运动方面能否做出相应的调整并坚持

无论是哪种减肥方式，饮食和运动都是减肥的基础，认真学习怎样吃和怎样运动是必需的，因为这是贯穿整个减肥过程的行为，也是避免反弹所需要的知识。

如果你觉得这些知识非常麻烦，而自己又没有耐心，那么也就不要开始减肥，因为即使你在初期减掉了一些体重，但迟早到来的反弹会让你感到沮丧。

正确的饮食方式和运动习惯的养成是需要时间的，这个过程包括从有意识地改变习惯到无意识的自觉行为。千万不要认为饮食和运动习惯的培养是在浪费时间和精力，良好的习惯可以让你受益终生，而不是仅仅减少体重。

第 16 讲
减 肥 的 完 美 计 划

许多人都知道"凡事预则立，不预则废"的说法。在生活的方方面面都有计划，如工作计划、财务计划、投资计划、子女培养计划。

但是对于减肥却是糊里糊涂地进行，听说有了新的方法，就兴冲冲地去尝试，只是想着减去一些分量，至于减去多少也并不清楚，如果有时间就坚持，如果没时间也就不坚持，特别是在经过了减肥初期之后，减肥在生活中的地位逐渐降低，对于减肥消极对待，最后以失败而告终。

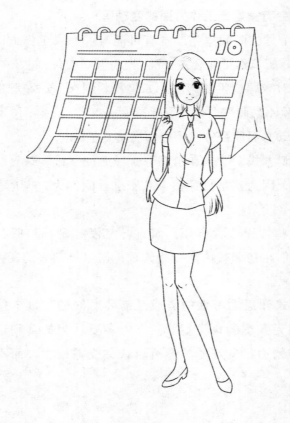

　　由美是个 37 岁的家庭主妇，身高 160 厘米，体重 67.5 千克。虽然家里有保姆打理生活，可是她却比上班族还忙。自从生育后就开始减肥，但都以失败而告终。原因是她的减肥根本没有计划，听说有新奇的减肥方式她就去尝试，但是减肥经常被朋友聚会、孩子读书、外出旅游所打断，任何一个减肥方式她都无法坚持 1 个月。经过分析她的生活规律，发现她还是可以抽出一定的时间用于减肥，而且根据她的习惯可以合理安排饮食和运动，辅以身体调理和心理支持，她终于第 1 次坚持了 3 个月，腰身减去 7 厘米，体重下降了 6 千克左右。

　　减肥是要投入时间和精力的。和其他事情一样，如果没有一个好的减肥计划，将不能保持减肥的热情，不能保证减肥的时间，最终减肥沦为可有可无的事情。

减肥虽然算不上生活的头等大事，如果下定决心要减肥，还是按照头等大事来对待更容易成功。

要想减肥成功就需要重视减肥，而且要有计划。没有良好的计划和执行力，减肥目标就难以变成现实。

每个人都有或清晰或不清晰的减肥目标，减肥目标必须转化为各项行动才能执行，如果只是将其作为一种"意愿"的表达，那么这些目标便形同废纸。而要转化为行动，就必须是具体的、清晰的和可测量的，减肥应该是一项在"限期"内完成的一项特定的事情。

许多人经常抱着试试看的心态，而生活中影响减肥的事情不胜枚举，减肥经常要为其他事务而"让路"，不仅无法坚持，连减肥心态也会转变。所以一定要有减肥计划。

在减肥计划中，通过明确减肥目标和如何实现这些目标，可为减肥过程提供一幅路线图，从而减少不确定性和模糊性，并对有限的时间和精力做出合理的分配。通过清楚地了解减肥行动与目标之间的关系，可制定出具体指导减肥的原则，并促使减肥者积极参与。

由于事先做了规划，甚至对生活中的突发事件（如临时的出差、聚餐）有具体的预案，所以可克服未来情况的不确定性所带来的困扰，虽然暂时受到影响，却可以通过一些替代措施进行协调或者弥补，不会影响长期的减肥计划。

减肥计划应该包括以下内容。

1. 减肥目标

明确自己减肥的目的，由于很多人不明确减肥目的，开始要求减体重，体重减下来却发现体形没什么改变而不满意；有人则相反，开始的时候仅仅希望减腰腹部赘肉，腰围减小了很多，一称体重还是没有太大变化，便感觉减肥没有效果。

2. 减肥的时间安排

想想你决定用多久减肥，1 个月、3 个月还是 6 个月，大多数人不知道究竟需要多久减肥，更多的是希望速战速决，1 个月内最好减下来 5～10 千克。这种不考虑生理规律和个人体质的要求只能导致减肥失败。减肥的时间不能低于 3 个月，毕竟脂肪不是一天长出来的。

考虑好未来的 3 个月是否能有时间进行减肥，会不会经常出差或有很多的应酬活动、工作和生活环境的变化。

3. 减肥方案

分清自己属于医学减肥的范畴还是唯美减肥。是需要药物辅助还是身体调理、饮食和运动减肥，行为方面是否需要纠正。

4. 制定阶段目标和具体策略

对于长期的减肥应该分阶段目标进行，这样不仅容易实现，更能够增强自信心，那些不务实的减肥目标只会让你觉得目标太遥远，打击你的自信心。

5. 应急预案

如果出现了突然的聚餐、出差等情形，应该如何协调，采用何种方式进行弥补，才能不会影响长期的减肥计划。

6. 减肥支持

减肥过程会遇到困难、各种诱惑和心理脆弱。如果出现这些情况，向谁寻求支持，有了困惑向谁询问。如果有关心你减肥的亲友或强有力的专业支持人员当然会使你渡过一个个难关。

减肥不能一蹴而就的，所以必须要有计划。有计划就有减肥成功的可能，没有计划，只能"屡减屡败"。

第 17 讲
减肥：从"思想"到"行动"

几乎每个人都知道减肥不是一蹴而就的事，但偏偏希望减肥能够"快快瘦"。实际上减肥除了"少吃、多运动"这个人尽皆知的规则之外，更重要的是如何通过改变自己的一些行为和思维方式去执行所谓的"少吃、多运动"，如果不能有效地执行少吃、多运动，减肥就会成为空谈。

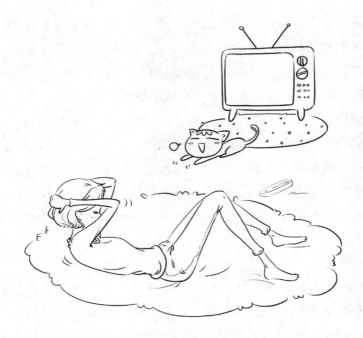

　　减肥的行为伴随着一系列的思维和行动变化，从开始有减肥的念头，到真正获得减肥的成功要经过一个相当长的时期。其中充满着梦想、希望、欣喜、挫折、彷徨、痛苦和喜悦，这些情绪的变化可以促进你在减肥的旅途上走得更远，也可以使你停滞不前，甚至减肥失败。所以正确认识到减肥的时期，对成功地减肥具有决定性的意义。

　　减肥的行为变化分为 5 个时期，分别是愿望前期、愿望期、准备期、行动期和维持期。研究表明，在减肥的初期做好准备，可以顺利进入真正的减肥时期，并最终成功减肥。如果初期未能做好准备而匆匆开始减肥，则往往以失败告终。

　　1. 愿望前期

　　在这个时期中，减肥者并没有进行减肥的意愿，甚至没有认识到肥胖对自己来说是一个问题。对于有关减肥的信息，并不会有特别的兴趣。有的人可能对减肥不以为然，甚至反对减肥，当周围人减肥时，仅仅是一个旁观者。

　　2. 愿望期

　　在自己的生活中，已经开始认识到肥胖有时会影响到自己的形象、气质、地位、生活或工作，但是在繁忙的生活和工作中，减肥显然还不是一个太大的问题，偶尔在某些场合下会有点不舒服，但是离开了那个场合，肥胖的感觉又渐渐消失，对别人谈论减肥的话题比较有兴趣，也不排除偶尔采用简单的方式，如少吃主食，来尝试一下，但浅尝辄止。

3. 准备期

如果你已经暗下决心或者已经向周围的人承诺"我要减肥"，就标志着你已经进入了减肥的准备期。此时，你最主要的表现就是不断地收集和寻找目前最有效的减肥方式，并不断探询其有效性。你决定选择一个减肥机构开始减肥，或者已经买好了运动器材或跑鞋，这时候只需有某个人或某个事件轻轻触动你的"按钮"，你就会开始行动了。

4. 行动期

无论你是开始连续的节食，还是已经选择了一个减肥机构，规律地进行减肥，都说明你已经进入了行动期。你此时信心满满，情绪振奋，为了有一个理想的体重和美丽的体形，你开始积极地改变自己的行为。正如前面提到的，在这个阶段里要花费很多的时间和精力来改变自己，用梦想和希望作为动力去艰难地改变自己的日常行为，这个时期充满着梦想、希望、欣喜，也充满挫折、彷徨、痛苦。如果你对减肥的过程有基本的了解，而不是每天紧盯着体重，把结果和过程混为一谈，你就会平淡地对待这个阶段一切变化和情绪改变，最终达到减肥的终点。

5. 维持期

就整个减肥来说，把体重减下去或者把体形减出来还不是最困难的事情，最困难的是减肥成果的保持。用 3 个月可以减肥，用 6 个月可以减肥，用 1 年可以减肥，采用合适的减肥方式，总是可以达到一个理想的体重和体形。但是，要维持体重或体形，对于大多数减肥者而言，那是一生的事情。减肥可以保证在 3 个月内不反弹，在半年内不反弹，谁能保证永远不反弹呢。

要想永远不反弹，就必须改变自己的一些行为。这些行为的改变不是一个简单的事件，而是一个长期的过程。

减肥者一般都会经历这些时期，但是每个人经历各个时期的长短可能有所不同。有的人愿望前期很长，似乎从来没有考虑过减肥这件事，只是在经历了某个时间后才考虑到减肥。然后可能是比较短暂的愿望期和准备期，就开始行动了。有的人则是一直处于愿望期之中，一个新型的时尚的减肥方式，或者某个事件也会触动其减肥行动。

在春末夏初之际，由于衣服一件件减下来，冬季可以隐藏的赘肉逐渐成为爱美女性的思想负担。此时，大家都进入了准备期。思维冲动的人可能直接进入行动期，如果在某种场合下受到"偏胖"的评价，第 2 天也许就是减肥的开始。

减肥阶段的分期，充分表明了减肥的"说"和"做"是两码事，"行动"和"思想"也并不一致。所以貌似人人在行动上都在减肥，实际上每个人在"内心中"处于的时期是不同的。如有些非自愿减肥者，被自己的家人拖来减肥，虽然貌似进入了减肥行动期，但是很难将减肥进行下去，因为本人尚在"愿望前期"阶段，而出现抵制改变自己的生活方式和行为习惯，导致减肥难以进行。

有些人由于各种原因停留在了"准备期"，她们经常嚷着减肥，不断地收集和寻找减肥方法，买好了网球、羽毛球或跑步机，但是由于工作繁忙，或是没有足够的减肥动力，减肥只是停留在口头上而已。

在减肥的准备期，许多人只是想减低体重，其实并没有做好长期减肥的准备，或者根本没有清楚体重和减肥的关系，减肥者的最终目标如改善自我形象或赢得尊重其实并不需要告诉别人体重，体重只是一个可以量化的标志，有时候和减肥者的期望毫无关系。在准备期，必须非常清楚减肥、减重及期望的关系，需要掌握的是一些行为技巧，如何选择食物、处理与减肥矛盾的情景等，为进一步的行动奠定基础。

合理规划自己的减肥，认识到自己考虑减肥时所处的时期是非常重要的，一般来说在愿望期明确自己的减肥目的，在准备期做好充分的减肥计划，才能在行动期采取踏踏实实的行动，在维持期可以将减肥行动期的行为方式和习惯固化到自己的日常行为之中，保持自己的减肥成果。

第18讲
分析你的生活模式

每个人都有自己的生活模式，包括饮食内容、日常起居、工作环境、业余爱好、社会交往等。在减肥过程中，你的生活模式必定影响你的减肥，反过来你的减肥行动也必然要影响你的生活模式。除非你能放下手头的一切工作专门做减肥，否则是不可能脱离原来的生活模式的。

生活模式一般都是多年养成的，和自己的原生家庭、生长环境和工作需要有着密切的关系。

从饮食习惯上看，有人喜欢面食，有人喜欢米饭；有人口味偏甜，有人口味偏辣，有人口味偏咸；有人不吃早饭，有人喜欢夜宵。

从性格上来看，有人喜欢独处，有人喜欢聚会；有人喜欢运动，有人喜欢安静。

从工作方面来看，有人按部就班，有人经常出差。有人是家庭主妇，有人是薪酬一族。

可以看出，人们的生活模式是多种多样的。虽然说减肥只不过是摄入和消耗这样一个很简单的问题，但是人们的生活模式无时无刻不影响着你的能量摄入和消耗。如不吃早饭似乎可以减少摄入能量，殊不知也可以导致代谢下降而消耗减少，或者影响午餐的摄入；喜欢独处的人也许有经常吃零食的习惯，以排解心中的寂寞；经常出差的人，难以保持饮食的规律性而影响减肥计划；经常聚会的人，免不了常以聚餐作为主要的活动项目。

如果不考虑生活模式，只是强制性地给你一个减肥食谱，或者严格要求不吃某些食物，恐怕只能坚持几周的时间，最终还是会被你的生活模式所打破。

即便你能严格遵守减肥食谱和要求，也绝没有办法遵守一生，当你恢复往日的生活模式时，身体又开始悄悄地积累脂肪，导致前功尽弃。

所以在决定减肥时，分析自己的生活模式是非常重要的。只有将减肥计划和生活模式有机地融合在一起，减肥才能持续地进行，体重才不会反弹。

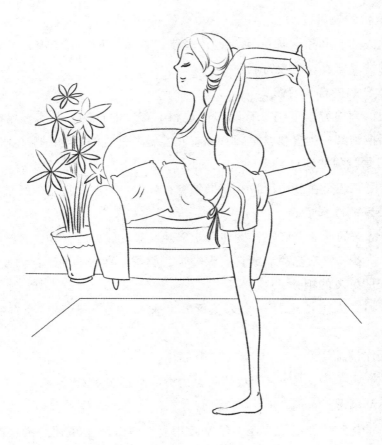

　　姜女士，35 岁，医师，身高 160 厘米，减肥前的体重 70 千克，体形有些臃肿，为了能够改变自己的形象，她采用了"鸡爪减肥"，也就是每天只食用鸡爪，或卤制，或红烧，或做汤不限，此外可以吃一些青菜。姜医师可以说是个非常有毅力的人，她拒绝了大部分的社交活动，减少出差，并增加每天的运动，她前前后后一共坚持了 3 个月，体重减去 15 千克，在一次聚会上，见到她的人都惊讶她变化如此之大，减肥经验成了聚会的主要话题。1 年后，她基本上恢复了原样，因为她说，她不可能没有各种活动，也不可能一辈子吃鸡爪。

　　生活模式的分析可以以过去的 3 个月或 6 个月为基础，主要从以下几个方面进行。

1. 饮食的规律性

在过去的时间里，你的饮食是否规律，是否一日三餐，有没有不吃早餐或晚餐的情况？喜欢吃夜宵吗？

2. 饮食的内容和习惯

你的饮食内容丰富吗？有没有喜欢和不喜欢的食物？是否经常吃同一类食物，而拒绝某一类食物？早餐、午餐和晚餐经常吃的食物有哪些？

3. 日常就餐的地点

在家用餐还是在公司用餐？如果午餐在公司，是在食堂还是经常叫外卖？

4. 特殊的饮食嗜好

你有特殊的饮食喜好吗？例如喜欢辛辣、甜食或咸味食物；喜欢吃冷饮；喜欢吃洋快餐；喜欢吃甜点或喜欢喝咖啡、奶茶；喜欢吃油炸食物或肉类。

5. 亲朋好友的相处

你是和家人生活还是一个人生活？和父母住在一起吗？经常有朋友聚会吗？

6. 工作情况

你经常出差吗？工作时间规律吗？商务应酬很多吗？

7. 运动情况

你经常坐在办公室工作还是经常跑市场？你开车上班还是乘公交，还是骑自行车？你有散步的机会吗？你热爱运动吗？

通过对过去生活模式的回顾，你可以找出自己的一些规律，这些规律性的生活模式影响着你的体重和体形。现在你可以发现，不仅仅是一些不良的饮食习惯影响了你的体重和体形，你周围的生活工作环境、亲友等都会影响你的能量摄入和消耗，甚至影响你的减肥进程。

规律的饮食不仅有益于减肥而且有益于健康，胃的活动是有规律的，胃的生理活动包括运动、分泌等，决定了它的功能，当饮食不规律时，必将导致胃活动的不协调。饮食不规律的害处包括：①引发胃病；②便秘；③吸收不好；④长期会使胃缩小而吃不下东西。

美国爱荷华大学的阿诺德·安徒生博士和他的同事最近进行了一项调查。调查指出，在美国大约有 1/6 的男性有饮食不规律的不良习惯。遗憾的是，很多男性，甚至包括许多医生在内，都对饮食不规律的严重后果缺乏足够认识。

你周围的人包括同事和亲友既有可能成为你的减肥支持者，也有可能让你的减肥半途而废。

不规律饮食的影响似乎大家都明白，但总是无法使自己的饮食规律。如果能够分析自己的生活模式，原因就很清楚了，因为有些导致饮食不规律的因素并不是个人的懒惰，往往是生活模式和工作环境不允许。

饮食的内容也是一样，如果你不刻意去规划自己的饮食内容，往往就被别人所"规划"，别人提供什么你就只能吃什么，别人让你吃什么，你就不得不吃什么。

如果你的生活中根本就没有时间运动，你又谈什么运动减肥呢？在健身房里，办好健身卡而无暇健身的人比比皆是。

所以，要在减肥时仔细分析自己的生活模式，看看是否有精力、时间安排自己的减肥生活，如果有可能，看看如何安排自己的减肥时间才能更有效地达到减肥目的，否则只能是以失败而告终。

第 19 讲
目标设定：行为改变而不是体重改变

谁都希望尽快减重 5 ～ 10 千克甚至更多，这是减肥的理想结果。要想实现这样一个结果，必然要有系列行为的改变。在减肥过程中，体重总是减肥的焦点，其实，无论是体重的变化还是体形的改变都是一系列行为改变的结果。

体重的改变是缓慢的，特别是在健康的减肥中，每周体重下降基本上在 0.5 ～ 1 千克，这是世界卫生组织建议的减肥速度。有时候体重会在减肥过程中有所起伏，如果紧盯体重的话，减肥的情绪也会随之高涨或低落。

多数人对自己的行为改变并不感兴趣，有时几乎认为行为改变是非常烦琐、劳力劳心的事情，理想的减肥方法最好是把一切交给减肥机构，自己只是听之任之就好了。如果是减肥手术，这种想法还可以去尝试，如果不是手术减肥，没有行为的改变，减肥几乎是不可能的。

由于行为改变才会导致体重的改变，所以就必须重视改变自己的行为。长期的行为改变必然带来体重的改变。所以在制订减肥计划时，非常重要的就是你能否认识到需要行为改变，你是否愿意改变行为。

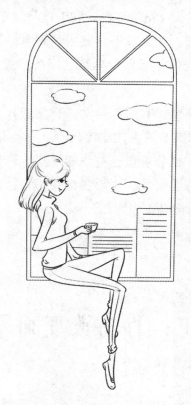

如果答案是肯定的，那么就可以根据对行为模式的分析，将这些行为改变设立成一个个阶段性的小目标，逐步去实现这些目标。

1. 目标设定要能够长期执行

不要把这些目标设定为根本无法长期做到的事情，比如不吃晚餐，只喝蔬菜汤，因为这些行为的改变只能是一时的，你总不会在今后的日子里永远只喝这些东西。你应该培养一些良好的饮食习惯，例如减慢吃饭速度，合理安排零食，安排好生活中的应酬等。

2. 用积极的方式表达目标

不要有太多的"不"。为了减肥，把目标设定为"不"做什么通常是令人压抑和沮丧的。要用积极的方式来制定自己的目标，一个积极的目标可以描述为"我每周有 1 天可以吃一次冰激凌"，而一个消极的目标描述是"我每周有 6 天不能吃冰激凌"。

3. 适度地享受生活

良好的减肥方案应该是什么都可以吃。对于喜欢甜点的人来说，每周 1～2 次的甜点并不是什么大不了的事情。过分的甜食限制往往带来食用后的负罪感，甚至感觉到已经破坏了规则，索性大吃一顿的后果。

罗列一大堆不能吃的的食物也使人感到被剥夺了吃的权利，在清单上看到那么多食物都不能吃，想想自己还要聚会、应酬，在还没有正式减肥之前就有可能退缩了。即使本来都很少吃的食物，却要在脑子里记牢千万别违反了规则，实在是非常辛苦的差事。

4. 行为改变的描述要清晰

"少吃主食""增加运动"诸如此类的模糊要求根本没法让减肥者知道是否已经做得足够好。对于行为的培养，要明确"需要采取什么样的行动""这种行动要进行多少次"及"什么时候采取行动"。如增加步行活动，每天行走 8000 步。

5. 提前做好清除"障碍"的预案

在实现行为改变的过程中，经常会受到一些阻碍，这些阻碍可能来自自身，也可能来源于客观现实。来源于自身的阻碍包括个人的惰性、减肥知识的不足、应对技巧的缺乏；来源于客观环境的包括缺乏社会支持及担心风险。这些阻碍可以通过学习和咨询进行解决，担心带来的风险（例如应酬中的尴尬和不理解）可以通过减肥"应急预案"进行解决。有备就可以无患。

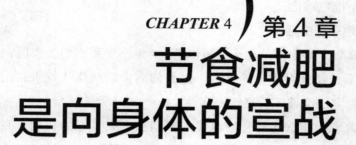

CHAPTER 4 第 4 章

节食减肥
是向身体的宣战

第 20 讲
节食时，你听谁的指挥

节食减肥在短期来看可谓是最有效的减肥法，也是最常用的减肥法。很多减肥方式不管如何标新立异，最终还是以节食为核心的。

大部分减肥者是同意配合节食的，大家都知道大吃大喝、饮食不节是无法减肥的。因为减少热量摄入是最基本，也是最容易理解的减肥方法。

节食方法也是最容易实现的方法。不做什么永远比做什么简单许多，减少吃东西远比运动锻炼容易得多。只要是忍住饥饿、坚决不吃或少吃，就可以达到节食目的，每天都可以进行。而运动还要抽时间，找地方，准备器材，麻烦得多。

据统计，90% 的减肥者会采用节食减肥，或者配合其他方式使用节食减肥。节食的方式也是多种多样，如不吃早餐，晚餐不吃主食，每天只饮蔬菜汤或只吃水果。

许多人为了追求减肥快速成功，还往往采用断食疗法，常用的断食疗法主要分为两大类。完全断食法要求在一定的时间内，除饮水外，不吃任何食物，有的甚至连饮水都加以限制。不完全断食法，即在断食过程中，可以摄取少量的饮食，如米汤、生菜汁、生菜泥、水果、果汁、蜂蜜、琼脂、清汤等。

决心节食减肥开始后，如果你和别人讨论减肥的感受，别人会给你各种各样的指导方式，告诉你怎样减肥更加有效，什么食物和什么食物搭配可以更加有效减肥。

当别人吃饭时，你只能悄悄地离开，当别人引诱你吃东西时，你只能默默地忍耐。因为你知道要减肥就要痛下决心，就应当忍住饥饿，坚决管住嘴巴，才能取得成功。

节食减肥不仅是饥肠辘辘，还要告别自己喜爱的食物。你往往会听到自己身体内部的声音，仿佛有人催促你让你不要节食，该吃就吃，放纵自己。

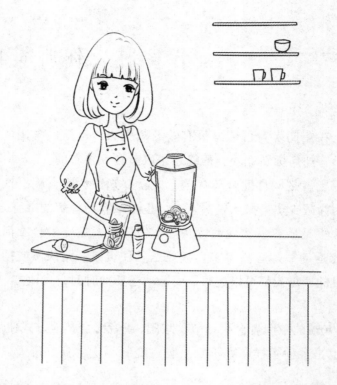

尤小姐因为要结婚开始采用果汁节食减肥，每日早餐，西红柿汁200毫升；午餐，椰子汁200毫升；晚餐，胡萝卜汁200毫升。在节食减肥的过程中，尤小姐好像身体不再是自己的，周围的同事朋友不断地告诉她新的减肥方法，令她无所适从，节食期间自己身体内部不断地发出"饥饿""要吃"和催她"放弃"的信号，而她本人又要决心减肥，坚持到底，节食减肥1周，体重下降了1.5千克，可是自己也要"精神崩溃"了。

到了第2周，尤小姐终于坚持不住了，在与朋友聚会的时候，终于大吃一顿，一醉方休，接下来的日子，尤小姐在惭愧和内疚中结束了节食，体重也逐渐反弹回来。在相当长的一段时间里，她不愿意再提减肥的事了。

大多数节食减肥者都会陷入这样一个"节食减肥循环"，首先是各种原因引发了减肥的念头，然后下定决心开始节食减肥，当坚持节食一段时间后，或者由于"饥饿"无法坚持，或者是效果不佳不愿坚持，开始暴饮暴食，暴食之后是愧疚，愧疚之后是"破罐子破摔"，最后放弃减肥，经过一段时间后，进入下一轮的节食减肥循环。

节食减肥中最难的是管住自己的嘴。有一首打油诗形象地刻画了典型的节食减肥情形。

> 不吃不吃又吃了，
>
> 吃着吃着又渴了，
>
> 来瓶可乐又喝了，
>
> 连吃带喝又多了，
>
> 回到家里后悔了，
>
> 下次再也不吃了，
>
> 悔着悔着又困了，
>
> 困了困了又睡了，
>
> 头挨枕头呼噜了，
>
> 一觉梦到饭好了，
>
> 起来肚子又饿了，
>
> 闻到饭香又吃了，
>
> 晚上饭局又去了，
>
> 反正不差这顿了。

在节食减肥时，也许你开始发现，你的身体并非由你做主。你仿佛很难管住自己，身体的饥饿和进食的欲望不断地发出声音让你"放纵一下"。

根据动力心理学的分析，这是我们的"自我"在作怪。我们的身体内就好像有个小人像孩子一样不断地要求吃东西，而且要求马上得到满足。我们在平日里想吃什么就吃什么，基本上满足了"自我"的要求，所以很少听到"自我"的声音。当开始节食减肥时，"自我"不能得到满足，于是就"放纵一下"的声音出现了。

节食实际上是对"自我"的宣战。在节食过程中，如果你没有毅力战胜"自我"，就不再是自己身体的主人了，你的减肥计划会一次次被"自我"所破坏，这种情况会无限期地在"节食减肥循环"中不断轮回。

只有采用健康的饮食手段，不再节食，学会与"自我"对话，聆听身体内部的声音，才有可能重新在减肥过程中做自己的主人。

第 21 讲
节食减肥：赢得向身体的挑战

许多人不满意自己的体重，或者不满意自己的赘肉，总是怪罪自己的身体，望着体重计上的针摆超过自己期望的数字，或者捏着自己突出的赘肉，真希望能够把肥肉割下来。

1. 节食减肥是你和身体的战斗

为了减肥，最直接、最简单的方式就是节食，当你选择不吃早餐，不吃晚餐或者不吃主食等节食手段时，一场在你和身体之间的战争就开始了。

在这场战争中，你是战争的发起者，身体只能是被动地应战，以防御为主。你选择少吃，或者不吃，减少能量摄入，甚至通过运动增加能量的消耗。

你清楚地知道，只要是坚持节食，忍饥挨饿，早晚有一天，你的身体会乖乖投降的。那时候，你的体重就会达到理想的水平，减去令你不愉快的小赘肉，穿上漂亮的衣服。

在最初减肥的日子里，你通过自己的努力，抵御种种美食的诱惑，耐住腹中空空的饥饿，减重 1～2 千克，甚至 2～3 千克，当你重新站在体重计上，也够你快乐一阵子的了。虽然是很辛苦，终于看到些成绩了。

很可惜，减肥不是简单地加减法。终于有一天，你发现体重无法再下降，离你的减肥目标还遥远得很。你继续节食，增加运动，也无助于体重的变化。

2. 战争进入了相持阶段

在你节食期间，你的身体也在积极的应对。身体可不像你，你会为了身材，为了体重，残忍地通过节食等剧烈的手段对待它，丝毫不管身体的感受。而身体在你节食减肥时却默默地承受着、应对着，而这一切都是为了你的健康。

节食过程中，血糖会逐渐降低，为了维持神经组织特别是大脑的活动，肌肉将停止从血液中摄取葡萄糖，转而利用肌肉中储备的糖原，肝也把储存的糖原分解为葡萄糖提供给大脑。肝、心、肾都减少了葡萄糖的利用。

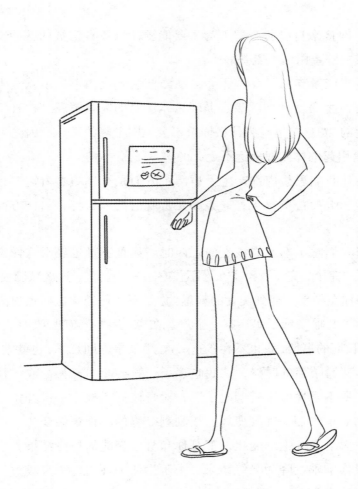

随着节食时间的延长，肝细胞开始自行合成葡萄糖，其原料是一些非糖物质，如来自脂肪分解产生的甘油和来自肌肉蛋白分解产生的氨基酸。肾合成少量葡萄糖，肝还合成酮体，为心、肾、肌肉、脑等作为能源使用。

如果继续节食，肌肉蛋白被迫不断分解，其产物氨基酸成为合成葡萄糖的主要原料。身体只好"丢车保帅"，为了让你不停止思考，保证大脑能源供应，只好不断分解肌肉。

当你得意洋洋地感到重量减轻，体重下降时，大量肌肉蛋白质分解，以及可能随之出现的内脏蛋白质分解，将对生命造成极坏的影响。

在此艰难困苦的条件下，大脑做出适应性调整。大脑以酮体（直接来自肝的合成，间接来自脂肪分解）为主要能源，以节省宝贵的葡萄糖，并进而节省肌肉或内脏蛋白质（氨基酸）。

为了减少能量支出，身体还会自动降低基础代谢率，也就是人在安静状态下维持正常生命活动如呼吸、循环、体温等的能量消耗，这种消耗占人体能量总消耗的 2/3。这也是为什么体重不会无限下降的重要原因之一。

3. 节食引起的体内战争远不止此

节食会让我们思想内部产生矛盾。一方面是身体嚷嚷着需要进食，另一方面是清醒头脑冷静的拒绝；一方面是贪吃后的欣快感，另一方面是自我批判和指责。

尤其当我们吃了本不应该吃的东西时。你是不是也经常这样说或者听到别人这样说"完了，完了，我实在忍不住吃了一块蛋糕，这次减肥要失败了"。

或者当你在餐桌上遇到美食的诱惑。你是不是还经常这样想"坚决不能吃，否则就减不了肥啦"，脑子里还有一个声音在说"少吃一点吧，没有关系的"。"是呀，减肥是长期的事情，我也不在乎这一次。"如果你同意了，也就败下阵来了。

当觥筹交错结束的时候，"我吃多了，我要吐出来！"或"我明天一定要多锻炼，要不索性明天就别吃了"，对身体的宣战再一次开始了。节食期间人们感到心情烦恼、脾气变坏、权利剥夺感的心理情绪变化，以及头晕、健忘、注意力下降等生理变化，都是你和身体交战的最终结果。多数人节食减肥只能以你乖乖投降为最终结果，由于生活、环境、个人毅力、诱惑等各种原因，节食是难以坚持的。

也许你很有毅力，通过节食体重终于下降了，到了自己理想的水平。而身体健康却付出了巨大的代价，面色灰暗，身体乏力，感冒或月经减少，头发脱落。

这场战争，看着是你胜了，实际上是两败俱伤。

第 22 讲
聆听身体的声音——欲望和需要

在减肥的艰辛旅途中，一意孤行的人很多。因为没有计划，没有对减肥中困难的思想准备，所以经常还没有看到减肥成果就败下阵来。

在减肥的过程中思想上充满着各种矛盾，你不得不常在"吃"和"减肥"中作出选择：吃吧，可能减肥失败；不吃吧，又失去了生活的乐趣。身体内仿佛有两个声音在不断地斗争，让你疲惫不堪。

为了缓解两者的矛盾，于是决定吃一点点。谁知道吃了一点点后，反而更加想吃，于是乎，干脆吃个痛快。

其实在"吃"与"减肥"之外，身体还有第三个声音，这个声音往往被忽略。那是来自身体需要的声音，也就是我们为了维持日常活动和新陈代谢需要的声音。这个声音常常提示我们"已经摄入了足够的食物"，或者"该吃饭了"。而我们因为太多的诱惑、太多的工作、太多的应酬、太多的压力经常听不到。

饮食的目的本是为了生物生存的，是为了维持身体日常代谢的。香喷喷的美食最终的目的是为身体提供能量。但不幸的是，人们往往把食物当作了享乐的工具。

当食物成为商品之后，人们极尽美食之能事，不仅要提供营养，而且要能够诱惑人们产生食用的欲望，各种优惠吸引人们大量购买，甚至成为了社交的手段。食物的营养价值和安全甚至可以退居二线，色、香、味成了主要竞争力，挥霍和浪费成了炫耀的手段。

尽管人的欲望是无穷的，但是人体的需要是有限的。在觥筹交错中，在大吃大喝中，在暴饮暴食中，身体不断地提醒我们摄入的能量已经足够满足身体需要。养生格言中也有"饭吃七分饱"的教导，可是面对种种诱惑，各种无奈，常放不下手，闭不上口。

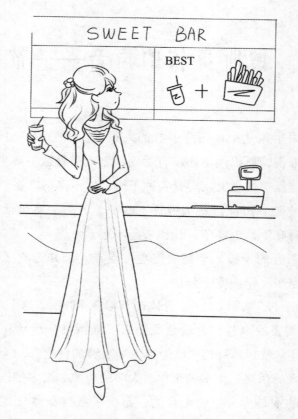

来自身体内部的声音可以分为两类。一类是来自于"欲望"；另一类是来自于"需要"的。

来自欲望的声音，饮食的目的只是为了满足快乐，很显然，美味能够带来满足、幸福、愉悦感。另一方面各种美味还可以抵御忧伤、缓解压力。这就是为什么人在心情不佳时喜欢"大吃一顿"和"借酒消愁"的原因。

来自身体需要的声音则不然。根据生理学的研究，人体开始进食以后，胃内逐渐充盈，胃壁的张力感受器兴奋，并能把胃充盈的信息以感觉神经冲动的形式传递给食物中枢，并通过食物中枢告诉你已经吃好了，如果你能感受到，你就会发出指令停止进食。

不过，实际情况是，外部环境噪杂的声音基本上掩盖了身体需要的声音。你的身体一次次在色香味中、优惠的价格中、漂亮的包装中或者是朋友的劝说中成为欲望的"俘虏"。

行为研究学者发现，身材苗条的人根据自己身体内在需要的声音吃东西，而肥胖的人更多的受到外部环境的影响。当瘦人说"我饿了"的时候可能是饥肠辘辘的时候，而肥胖的人说"我饿了"的时候，却代表着"有好东西吃呀""真香呀"和"好漂亮的食物"等意义。

在一项针对饮食行为的心理学研究中，研究人员让服务生拿着漂亮的饭后甜点，分别送到身体"肥胖"和"标准"的两类顾客桌前，询问是否要加一些甜点，结果发现身体"肥胖"的顾客更有可能同意添加一份甜点。

如果要成功减肥，面对各种食物和"吃"的诱惑，应该分清是来源于外界的诱惑，还是身体真正的需要。不要盲目追求食物的色香味，培养美食之外的情趣。

仔细感受，静心聆听身体内部需要的声音，根据身体生理的需要而不是欲望选择食物，才能够做到健康减肥。

第 23 讲
千万别告诉身体你在减肥

节食减肥的方式是一种明目张胆地与身体的对抗。

通过短时间内的控制饮食和节食，机体摄入能量大大下降，一时不能适应，导致体重迅速降低，这是许多美容机构减肥的不二法门。此时，水分由于糖类摄入的减少不再停留在体内，减肥者沉浸在减掉体重的幸福之中。

可惜，好景不长。机体对问题的思考可不像"你自己头脑"那样的简单，机体认为可能现在遇到了灾难或者饥荒，于是会相应调整降低新陈代谢，使人的能量消耗减低，其实是机体保护自己的身体度过饥荒的一种方法。于是减肥平台期来到，减肥者和美容机构都沉浸在体重停滞不降的恐慌之中。

这还不是最惨的。

当你稍有松懈的时候，你恢复了正常的饮食。机体会抓紧机会进行能量储备，体重迅速攀升，甚至超过了过去的体重，此时减重计划宣告失败，减肥者和美容机构都沉浸在体重反弹、效果不理想的争吵之中。

1. "节食"要悄悄地进行

机体在减肥时有一种自我保护机制，在节食之初，机体不知道我们正在减肥，还是按照正常一样进行基础代谢，极低能量饮食造成消耗大于摄入，体重迅速下降，但是机体是很聪明的，它不会一直让我们的身体入不敷出，当它发现摄入减少之后，会减少能量开支，表现为基础代谢下降。

基础代谢是指人体在清醒而又极端安静的状态下，不受肌肉活动、环境温度、食物及精神紧张等影响时的能量代谢率，大概占我们能量消耗的70%。基础代谢率随着性别、年龄等不同而有生理变动。男子的基础代谢率平均比女子高，幼年比成年高；年龄越大，代谢率越低。

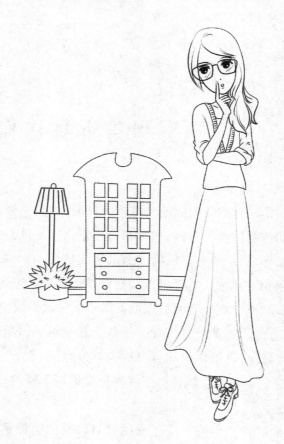

所以饮食的调整要"悄悄"地进行，决不能一下子从正常饮食过渡到极低能量饮食状态，以免引起机体的"注意"，机体既像一个不听话的孩子，又像一个非常懂得"能量理财"的高手。

2. 基础代谢与摄入的平衡出现平台期

经过极低能量饮食一段时间后，机体就会产生勤俭节约现象，将所摄取的食物热量尽量多地吸收并最有效地利用，同时降低基础代谢率，减少能量的消耗，于是热量摄入和消耗又达到一个新的平衡状态，体重就不再下降了。

如果不能很好地计划饮食和消耗，平台期迟早要来，这是从能量平衡的角度来认识的一个非常简单的原理，我们只能在减肥的过程中逐渐延缓平台期的到来，将体重在平台期到来之前降到期望的数值。

一般来说，如果机体没有过度的饥饿感，平台期会来得缓慢些，但是单纯的节食和运动必然导致机体饥饿，这时就会被机体发现能量的摄入减少，而开始降低消耗。一旦节食停止，由于机体的吸收能力反射性地提高，体重则迅速回升。

3. 减肥应在悄悄中进行

"牛不喝水不能强摁头"，我们的"机体"总是保护个体不受到任何伤害，虽然减肥者主观上希望减轻一些体重，变得更加苗条一些，但是应该征得"机体"的同意。

虽然你可能一夜之间发现脂肪增加了，但这不是一夜长成的。俗话说"人不能一口吃成个胖子"。脂肪也只能悄悄地离去，体重短暂波动只能是水分进进出出的表现，没必要为之欢呼雀跃或者垂头丧气。

水分可以一夜之间排泄掉，而脂肪只能一天天慢慢燃烧掉，短暂的节食和短暂的运动都只会带来表面的体重变化假象。

饮食和运动减肥都应该是循序渐进的。这是个老生常谈的话题，也许是永恒的减肥道理。

第24讲
吃好喝好，让身体为你打工

减肥的人都有一种感觉，好像无法控制自己。有的控制不了自己对美味的蠢蠢欲动，有的控制不了对甜食的诱惑，有的无法驱动自己的身体，有的在别人的劝吃中举手投降。如果简单地说这只是自己意志薄弱的话，更令人失望的是，很多人控制不了自己的身体。经常听到"喝口凉水也会长胖"，就是对自己无法控制身体产生失望情绪的一种贴切的描述。

为了消除身体的赘肉或减掉几千克体重，大多数减肥者都花费了大量的体力和精力，如控制饮食，到健身房健身，到美容机构去按摩，到头来总是收效甚微，甚至在减掉一些体重之后迅速反弹回来，有时竟然超过原来的体重。机体好像对自己的努力一点也不领情，辛苦却得不到相应的回报。

从现代医学角度来说，我们现在还真的做不到随心所欲地控制自己的身体，唯一能做的是破坏身体的健康。我们无法想有什么体重就有什么体重，想要什么体形就会有什么体形。这是因为我们的身体有自己的新陈代谢规律，身体会根据能量摄入和消耗自动调节对能量的利用，这是我们无法控制的。要想做到减肥，就必须好好对待自己的身体。

1. 培养身体对食物的感受力

有的减肥者好像一直处于饥饿状态，在吃饭时总是要进食大量的食物，一直到吃得很饱为止，这样食物的摄入远远超过机体的需要。研究表明，肥胖的人对食物分量的感受力减弱，往往吃完才感到饱了，过30分钟觉得不仅饱了，而且胃部有些发胀。通过纠正身体"饱食中枢"对食物的感受力，可以减少不必要的能量摄入。

2. 为身体提供足够的能量

别以为吃得少就可以减肥，如果是这样的话，减肥绝不是一件难事。通过节食而减低的体重往往以失去健康为代价，表现为面色发黄，头晕甚至月经不调。机体燃烧脂肪需要有一定的能量，过度降低能量的摄入不仅无法燃烧脂肪,而且会使身体减少"能量开支",新陈代谢下降,机体"消极怠工",体重处于停滞状态。

3. 丰富营养结构

很多人一开始减肥,就限制进食各种食品(如不能吃主食,不能吃肉类,或只能吃水果等)。殊不知,要让身体减掉脂肪,有许多营养素必须从食物中获得,更何况身体的各种生理活动需要各种营养素。多补充蛋白质,可以让脂肪燃烧量提高至少 2 倍。人体如果缺乏泛酸,脂肪代谢效率就下降,这样储存在体内的脂肪便不能转换成能量被消耗掉。因此,泛酸对想减肥的人来说是相当重要的。植物油也有助于促进饱和脂肪充分燃烧。因此,应该适当选用一些含有丰富植物油的天然食物。

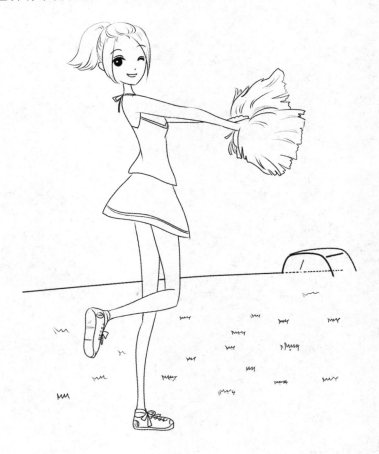

4. 让身体感受到运动的快乐

减肥期间你可以加倍运动，但是你的身体不一定感到愉快。当身体体力达不到的时候，剧烈地运动只能使你半途而废，运动应该循序渐进，从最简单的走路开始，而不是强迫身体直接进入健身房做剧烈运动。把一些快乐元素加入到运动中来，只有当你体会到运动快乐时才可以增加一些运动量。

自己的身体再重再有赘肉毕竟不是你的敌人，而是你的朋友。所以不应该运用节食、剧烈运动或服用减肥药物等方式与之对抗，而是要在身体健康的基础上，有意识地调整能量摄入，协调营养结构，培养身体对摄入能量和消耗的感受力，培养身体对运动的爱好，最终建立一种积极向上的态度。与身体做好沟通，让身体为你打工，这才是减肥的真谛。

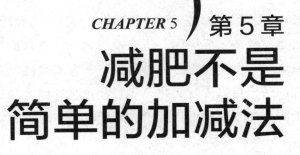

CHAPTER 5 第5章

减肥不是
简单的加减法

第 25 讲
饮食不是肥胖的罪魁祸首

在讨论肥胖的原因时，"吃得多，运动少"常被认为是肥胖的原因。而"吃得多"被认为是发胖的主要原因，所以控制饮食或节食也常常是减肥的首要和最基本的方式。其实"吃得多、运动少"在大多数情况下只是一个结果，如果仔细探究的话，可以发现文化、年龄和社会环境才是造成"吃得多、运动少"以至于肥胖的主要原因，所以在减肥时一味地节制饮食和增加运动根本就是"治标不治本"的减肥方式。

1. 饮食是人类生存的最基本要素

食物是人类赖以生存的物质基础。春秋时期齐国的政治家、思想家管仲说"民以食为天"，就高度概括了人类与食物的依存关系。这个提法成了国人吃饭问题上的经典表述，与俗话所说的"人是铁，饭是钢"意思差不多，都是强调吃饭对生命的重要意义。"民以食为天"经典概括了吃对人的重要性。可见吃不仅仅是生命赖以生存延续的手段，也是人生一大乐趣。

在肥胖的形成中，饮食其实是无罪的。我们通常将肥胖归因于吃得多、运动少。是因为吃的东西是可见的，运动少也是可以感受到的能量的摄入和消耗不平衡，也就是吃得多动得少当然会导致肥胖，这是最简单的加减法。

不过这最简单的加减法有两个问题。一个是为什么有些人即便吃得很少但是无法瘦下来，有些人吃了很多却总也胖不起来。除了有减肥大军外，减肥门诊也不乏询问增肥的，被称为有骨感的人。这些人的苦恼一点也不比减肥的人少，一个直接的原因，对于女性来说就是胸脯平平，似乎不像个女人，对于男性来说就是一副弱不禁风的样子，根本算不上男子汉。

另一个问题就是是什么原因导致肥胖者吃得多，如果不考虑食品安全问题，食物本身是无罪的，吃饭也是无可厚非的。究竟是什么使我们津津乐吃呢？

有人说是生活富裕了。生活富裕只是说明在饮食方面人们有了更多的选择和机会，但不是必然导致肥胖的原因。我们对于富贵人家的印象就是白白胖胖，因为衣食无忧，营养丰富，心宽体胖。对于穷人印象就是骨瘦如柴，吃不上一顿饱饭。

日本和韩国应该在世界上算是比较富裕的国家，两国的肥胖比例都非常低。在美国往往是富人瘦穷人胖。看来富裕不一定导致肥胖。

贫穷能够导致肥胖，那也是少数发达国家的现象，很少看到非洲难民日日遭遇饥饿而出现肥胖的。与 20 世纪 60—70 年代相比较，我们现在的生活可以算得上是超过了温饱水平，物质生活大大丰富，但我们还处于富人肥胖的时代。

2. 因"文化"造成的"被进食"

"民以食为天"这句谚语就说明我们把吃看得与天一样重要。由于我们这个民族几千年来都处于低下的生产力水平，人们总是吃不饱，所以才会有一种独特的把吃看得重于一切的饮食文化。

不仅认为"民以食为天"，而且还有一个根深蒂固思想在左右着我们的生活，那就是"民以食为乐"。饮食不仅仅是生理需要，而且超越了单纯的生理需要，不断丰富着自身的内涵，已经上升到了"文化"的层次。

也就是说作为生理需要，我们摄入了一些食物，还有更多的食物我们是因为文化需要而摄入的。

"人生在世，吃穿二字""食色，性也"，人虽然作为高级动物，但仍需要与普通动物一样"吃"。不仅要吃，而且要吃出一定的涵义、哲学甚至美学来。孔子的《论语》中就有关于饮食"二不厌、三适度、十不食"的论述。

在传统的饮食文化里，饮食强调"养生""气味"和"食理"。养生就是以"五谷"养"六脏"，饮食中重视人体养生保健。此外传统饮食注意食物的味，讲究"色、香、味、形"，各种味道差异构成各种菜系的基础。在各种食物的搭配和相互关系上，注意以相生相克、相辅相成等阴阳调和的理性认识指导烹饪。

不同的饮食习惯造就了不同的饮食文化。中国人大而全的一贯作风，吃饭时自然是七大盘、八大碗，一是显示了富足，二是摆足了排场；近而各地比吃、全国争雄，最终形成了八大菜系，也就是吃方面八个不同的"高手"。

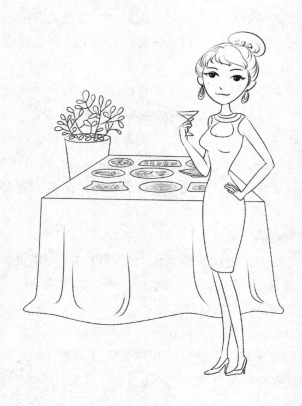

传统的饮食文化讲究"养生""气味"和"食理",自然也不是坏事。只是现在的时代又赋予了饮食文化以新的内涵。饮食吃饭不仅仅是身体生理需要和精神文化享受,而且成为了一种社交手段和商务手段。人们通过饮食取悦对方,来达到一种社会或者商务目的。

"应酬"这个词就突出了这类饮食文化的无奈。不是我想吃,而是我不得不吃(如果真有好吃的,我还真的想去吃)。在减肥过程中,一个直接的障碍就是现代人诸多的应酬,包括亲友的团聚,同学同事的聚会,各种沙龙和商业活动,几乎都是以应酬作为主要项目的。

应酬参加的多了,在内容方面就要升级换代。吃惯了清淡的,吃味重的,吃完了味重的吃辛辣,吃完了熟的吃生的,吃完了生的吃半生不熟的,吃惯了国内的吃国外的,吃完了无机的吃有机的,吃完了饲养的吃散养的。有时候选择请客吃饭的地方都很头痛。

　　大吃大喝也是现代饮食文化的一部分。请人吃饭特别是请一些特殊人物吃饭，简单的四菜一汤是拿不出手的，不仅要选择有档次的餐馆，而且要菜品丰富，花样繁多，不怕剩，就怕空。殊不知，无论是什么人物，每个人每天需要的食物能量是有限的，过多的食物除了摆阔气充门面外，就是吃在身上长成肥肉。不仅当时要为餐桌上的食物埋单，也为今后减肥埋单埋下了伏笔。

　　3. 不仅仅是"物质"，"无知"也使人发胖

　　中国有个医生到美国后，他发现有个现象使他困惑不解，那就是美国的穷人胖、富人瘦，完全不是穷人瘦如柴、富人大腹便便的形象。多年后，这名中国医师找到了原因，那就是：许多美国人一生都在不断地进行健康教育和健康投资。

　　从 20 世纪 80 年代以来，欧美等发达国家都纷纷开展国家主导的大型健康促进行动。美国国立卫生研究所分别在 1985 年、1993 年和 2001 年启动了三次国家胆固醇教育计划，向国民倡导减少脂肪摄入，增加体力活动，以预防并降低血脂异常、动脉硬化、冠心病、脑卒中的发生，对饮食营养、运动健身提出指导性建议，对代谢综合征的鉴定、心血管疾病的预防提出许多技术性指标，对美国的慢性病预防起到很大的推动作用。

　　美国每天的报纸、电视、广播都有与医学健康有关的新闻信息。全国性的大电视台高薪聘请医生做专职医学健康编辑、记者，地方小电视台则花远高于医院的年薪聘请护士来全职报道医学健康理念。

　　小学生从一年级就开始灌输健康平衡饮食和生命在于运动的概念。无论是早晨、中午还是晚上，不管是平时还是周末，到处都可以见到跑步健身的男女老少。健身俱乐部、游泳池、各种球场比比皆是。

　　日本于 1998 年开始酝酿、组织、策划新世纪国家健康促进行动，在 2000 年初由日本政府厚生省正式启动健康日本 21（世纪）项目。全国的总体目标包括 9 项内容：营养饮食、身体活动、心身休养、控制吸烟、限制饮酒、牙的健康、糖尿病防控、心血管疾病防控、癌症的防控。每一项都有具体的操作指标，例如脂肪的摄入量 3 年后由基线的 39% 降到 35%，10 年后项目结束时降到 25% 以下；成年人糖尿病的筛查率由基线的 67%10 年后提高到 99%以上等；各地方再根据自己的基线资料和经济能力规划分阶段的地方目标。

这次真能瘦下来

健康饮食至少需要四样东西。第一，健康信息；第二，健康食品；第三，健康心态；第四，健康选择，即在时间的安排上，在资源的分配上，在习惯的养成过程中，都需要作出选择。

所以如果根本不知道怎样吃，吃什么，吃多少，那基本上就是跟着感觉走，跟着兴趣走，跟着饮食文化走。

很多人都认为吃饭没有什么好研究的，饿了就吃，吃要吃饱，没什么好学习的。还有一些人认为吃饭就是人生的一大乐趣，如果吃东西都有所取舍那就没有什么意义了。一个人在身体健康的时候是可以这么轻松地说，如果身边的亲友患有高血压和糖尿病，也许就不会这么想了。

身体是由各种食物组成的。食品中的六大营养中，蛋白质、脂肪和糖类是提供能量的营养素物，营养素中的糖类、脂肪和蛋白质是需要一定的比例的。人体所需要的能量60%～70%由糖类供给，2%～25%由脂肪酸供给，只有10%～15%的能量由蛋白质供给。如果不进行健康教育，估计没有多少人知道自己需要吃多少主食、肉类等食品，只是根据是否喜欢和是否吃饱来决定。

有本书叫做《中国居民膳食指南（2007）》，是由我国权威营养机构编写的。内容包括一般人群膳食指南、特定人群膳食指南和平衡膳食宝塔三部分组成。一般人群膳食指南共有10条，适合于6岁以上的正常人群。特定人群膳食指南是根据各人群的生理特点及其对膳食营养需要而制定的。特定人群包括孕妇、乳母、婴幼儿、学龄前儿童、儿童青少年和老年人群。平衡膳食宝塔以直观的形式告诉居民每日应摄入的食物种类、合理数量及适宜的身体活动量。

一般人群膳食指南是对普通人的基本饮食原则。包括以下几个方面①食物多样，谷类为主，粗细搭配；②多吃蔬菜水果和薯类；每天吃奶类、大豆或其制品；③常吃适量的鱼、禽类、蛋类和瘦肉；④减少烹调油用量，吃清淡、少盐、膳食；⑤食不过量，天天运动，保持健康体重；⑥三餐分配要合理，零食要适当：⑦每天足量饮水，合理选择饮料；⑧如饮酒应限量；⑨吃新鲜卫生的食物。

按照我国健康教育的普及程度，估计没有多少人知道这些基本的饮食原则。如果不知道这些基本原则当然也就无法按照这些原则饮食。

身体发胖肯定是不恰当地摄入了食物。食物有成千上万种，如果简单凭自己的喜好去吃，肯定不适合身体的需要，特别是现在食物丰富多样，可选择性多，人们已经摆脱了粗茶淡饭的时代，对食物精益求精，口味也越吃要求越高。饮食显然不只是满足人体需要，而且是为满足口腹之欲，这样势必造成身体营养的不均衡。身体需要的营养可能摄入得少，不需要的反而摄入得比较多，所以会产生肥胖。

也有许多人抱怨，说自己吃得并不多为什么身体还是比较胖。这同样是不知道如何吃造成的，为了减肥尽可能减少进食，首先身体得不到足够的营养素，有可能产生水肿，另外就是机体代谢随着能量摄入的减少而下降，当然也是一直处于肥胖状态。

现在关于营养的书籍是出版了不少。真正能够读进去的人并不多，真正能够读并且又能够付诸实施的人更少。身体肥胖的人往往生活比较懒散，要按照营养学来进行饮食调整那真是难上加难，除非已经到了影响健康的疾病状态，才会不得已学习营养知识。

看到那些过去大吃大喝，如今只能粗茶淡饭的糖尿病病人，每天忧心忡忡地看着血糖水平吃饭，实在令人惋惜。

热衷于减肥的人也只是对饮食知识稍感兴趣，最想了解的还是吃什么能减肥，不吃什么能减肥。再讲得多了就不想学习了。实际上减肥不减肥不是单纯的吃什么不吃什么问题。不了解营养学的知识，盲目节食减肥，即便减下来也会迅速反弹。

所以说，要减肥首先应该提高自己的健康素养，掌握科学的健康知识，对自己吃什么，怎么吃等都要做到心中有数。

4. 可能"发福"的年龄段

女性到了中年，由于生活比较安逸，衣食无忧，加上运动偏少，身体开始逐渐发胖。特别是腰腹部不知不觉就多了一圈赘肉。

对于年轻时就追求苗条的女性来说，发胖决不是好兆头。于是也开始考虑减肥，至于减肥的手段，也和年轻人没有什么两样，无非是以节食为基础的方式。身体肥胖的中年女性往往在决定减肥后总想"一夜之间恢复年轻时的苗条身材"，但这种急功近利的思想结果只能是事与愿违。

大多数人到中年以后发现自己或多或少地开始"发福"。的确，年龄与肥胖有着密切的关系。根据国内调查统计表明，人到中年后，发胖率显然高于其他年龄段。肥胖者中 30—39 岁开始发胖的最多，40—49 岁其次。

人到 30 岁以后，无论是体力活动的消耗还是脑力活动的消耗都大大减少。体力活动如体育锻炼的减少，交游活动的减少，多余的热量势必转化为脂肪。与此同时全身各部位功能开始逐渐减退，譬如心脏的做功能力每年下降，机体的各种代谢水平也逐年下降。人过中年后，身体基础代谢减少，相应饮食摄入减少并不多，而代谢水平却在减退，摄入的热量不能及时充分地利用，而转化为脂肪在体内堆积起来。

另外，人到中年后脂肪在体内的分布也会发生变化，由全身均匀分布向腹、臀、大腿集中转移，所以容易显现出肥胖体型。

人到中年以后，子女成家，生活稳定，工作与家庭的压力都大大减少，多数人也随遇而安，满足了稳定的职业、熟悉的工作；在家庭上度过了婚姻、生育的繁重艰难的时期。心理上大大放松，安逸的生活也是使人肥胖的原因之一。如果没有工作，此时的生活有可能变得懒散没有规律，经常出现早饭中饭非常简单，晚上吃东西比较丰富的现象。

过去普遍认为人到中年，生活富裕就会发福，其实现在 20—30 岁也是容易"发福"的年龄段。澳大利亚迪肯大学的研究人员通过分析 700 名这一年龄段的女性的体重数据发现，将近 50% 的女性体重在 4 年里平均增加了 2.5 千克。研究人员发现毕业离开学校是女性要特别注意的一个"发福"危险期。

一般来说与校园生活相比，女性离开学校开始工作之后运动的时间开始减少，收入的增多也有了更加频繁的聚餐和进食机会，此外，一些女性还会为自己吃巧克力、薯条等高热量零食找到一个借口，如因为工作量大，所以需要补充充足的营养物质。同时，一些女性还会因为工作压力大而采取暴饮暴食发泄自己的情绪。

在此年龄段中另外一个"发福"因素是结婚。很多女性因为结婚，往往对身材放松了"警惕"，自己的饮食习惯变得和自己的丈夫一样，食欲也大增，也会常和先生一起出外应酬，这样体重自然而然增加不少。另外，结婚之后多数女性的业余生活是坐在沙发上看电视或者玩电脑、手机，而不是像以前那样和朋友、同学外出活动。

5. 心不宽体也会胖

常言说"心宽体胖"，表面上看起来身体肥胖的人都是乐呵呵的，似乎没有什么烦心的事情，所以身体才会发胖。身体肥胖的人的确饭后便想睡，反应开始迟钝，脑袋昏沉，啥也不想想，思想也集中不起来。平时遇上困难懒得解决，遇上烦心事情也懒得去想，所以给人一种与世无争的感觉。从生理上来说，并不是他们平时不想动，实在是没有力气活动，并不是不想与人争，而是实在是无力与人争。

发胖的人并非都是"心宽"的。日常生活中常可以发现，有些身体肥胖的人脾气是比较暴躁的。当遭遇到生活中不如意（或不高兴）的事情时，他们的情绪波动往往非常大。

情绪波动很容易导致机体内分泌激素分泌发生紊乱，表现为皮质醇激素分泌增加，造成身体肥胖。

随着社会经济高速发展，生活节奏逐渐加快，现代人承受的精神压力越来越大，不仅影响内分泌激素分泌，而且还会促使人们选择吃东西的方式来缓解压力和情绪紧张。

许多人在遭遇患病、手术、转学、结婚、分娩、婚姻破裂、闭经等容易令人产生紧张、不安、焦虑情绪事件的时候，往往以过量进食来转移自己不安与紧张的情绪，希望借此来转换单调空虚的生活气氛。这些人在潜意识中想要通过进食来调整情绪、减轻压力和帮助睡眠。他们经常选择一些高糖类的食品，而糖类能够刺激 5- 羟色胺的分泌。5- 羟色胺是人体内一种能够舒缓神经的化学物质。

有些人喜欢用甜食来解决情绪问题，当他们面临精神压力时，往往通过吃一些甜点（如蛋糕、巧克力等）来安慰自己。还有一种疾病，叫做夜食症，是一种由精神压力诱发、导致荷尔蒙分泌失调而引起的临床疾病。

大多数夜食症患者往往感到精神压力大，而且睡眠质量不高，经常一个晚上醒来 3 ～ 4 次。每次醒来，患者往往会直奔厨房去找零食吃，包括饼干、蛋糕或者薯片等高糖类的食品。对于患者来说，这种进食的欲望是无法抑制的。

夜食症的人往往不吃早餐，但是在晚上约 21：00 时过后直至翌日清晨的时间里，他们所吸收的卡路里至少是一天总量的 25%，有时候甚至达到 50% 的水平。此外，他们平均一天吸收 500 卡路里的热量，比正常人多。因此，他们当中很多人都有超重的现象。

除了饮食和睡眠失调的问题外，夜食症患者可能会觉得心情很差或者压力很大。

不同年龄段面临的情况不同，压力会有大小程度的变化。比如 20 岁以后面临的可能是感情的压力；而三四十岁扮演的社会角色越来越多，压力变大，特别是女性还会出现职业危机、青春不再的困惑等压力。显然肥胖在不同年龄段会有不同的表现。

对于女性来说，她们一旦通过吃食物来缓解压力，就会陷入恶性循环，身体变胖后痛苦自责，痛苦又加重了压力，从而再次寻求食物的慰藉。这样反而促进了肥胖。

心宽不一定体胖。心胸开阔的人，生活起居包括饮食习惯常有他们自己固定的生活规律，无论生活中发生什么样的变化他们都能冷静对待，很难使这些生活规律发生改变，当然也很少通过饮食来解决情绪问题。

第 26 讲
吃多吃少都不能减肥

一般认为，要想减肥就必须控制饮食，忍饥挨饿，减少能量的摄入，增加能量的消耗，否则就无法减肥。这似乎是减肥常识。虽然有些减肥机构声称是不饿肚、不吃药、不打针的"三不"减肥，但是也是变着方式减少你的饭量，为了减去身体上的"肉肉"，不得不在富足的环境下过着"贫穷"的生活。

饥饿状态并不是理想的减肥状态。研究表明，短期饥饿代谢改变（3 天内）胰岛素分泌下降，胰高血糖素和儿茶酚胺分泌上升，导致糖原和脂肪分解。脂肪组织中三酰甘油水解成脂肪酸和甘油后进入血循环，再转运到（脂肪酸结合到蛋白质）各个器官作为能量来源 [如骨髓肌、心肌、肾和肝（酮体）]。大脑、红细胞先通过糖原分解，然后通过糖异生提供能量。代谢速率开始是加快的，2 天后开始降低。

超过 3 天的长时间饥饿，胰岛素水平进一步降低，糖原水平下降，机体必需的葡萄糖均来自糖异生，在肝、肾进行的糖异生需要肌肉提供氨基酸前体、脂肪组织的甘油及肌肉无氧糖酵解的乳酸盐。在氨基酸的糖异生过程中，蛋白质开始分解，而氨基转化成尿素排出。很快上述过程减慢，代谢速率降低 10% ～ 15%，大脑适应酮体作为能量，对葡萄糖的需要量减少（占机体总能量消耗 20%）。

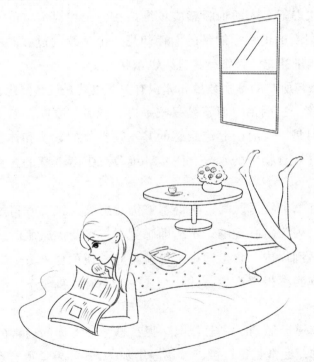

随着摄入量减少，由饮食诱导的产热降低；体重降低使得机体活动的能量消耗减少；由于身体疲惫，个体的自主体力活动也减少；以上因素导致总的能量消耗减少。虽然初期能够消耗部分脂肪，但是伴随着机体代谢下降，能量消耗将持续减少，很快体重下降进入平台期，所以是得不偿失的。

边吃饱饭边减肥曾经是无数减肥者的理想状态，如果你知道了饱腹感的原理，那么完全可以做到边吃饱饭边减肥。减肥的过程是一个引起体内能量消耗大于摄入的过程，饱腹感并不一定需要摄入过多的能量，其实即便是在饱腹的情况下，仍然可以使体内消耗的能量大于摄入的能量。

吃饱是和饥饿相对而言的。当我们感到饥饿的时候，如空腹或者咕噜叫的肚子、血糖含量降低、激素水平变化（胰高血糖素和生长激素释放肽的增多，以及胰岛素的减少）等各种信号传递到大脑，说明体内可以马上利用的能量不足，应该摄入能量了。饱腹感是指吃喝完毕之后的生理和心理满足感。同饥饿一样，影响饱腹感体验的因素也有许多，包括胃扩张、血糖含量升高、激素变化（胰岛素和缩胆囊素增多、胰高血糖素减少）。

在理想的状态下，人的饱腹感应该维持在一个相对恒定的水平，但是人体进食是一个间断的过程，能量的消耗却是一个持续的过程。因此，需要三餐进行及时的能量补充，否则就将进入饥饿状态。

通常饱腹感与所吃的食物数量和体积有关，也就是说，要想获得饱腹感，通常需要吃下整个三明治，而不是只咬一口，或者需要吃一碗水饺，而不是仅仅吃一个。但是，有时引起饱腹感的并不是食物的数量和体积，而是所吃食物的固有特征。食物中的水分、膳食纤维及三大营养素的含量都会对饱腹感产生影响。

人的进食有一个舒适区间，吃得不够仍然感到饥饿，吃得过多也会感到不舒服。也有时因为狼吞虎咽，不久即感觉撑得难受。减肥时应该使自己的饮食处于舒适区间以内，食量适中，也就是经常说的"七分饱"，通过减慢进食速度，让饱腹感慢慢产生，并持续3～4小时，直至下一餐，让饱腹感持久存在。

怎样才能知道已经到了"七分饱"呢？思考一下你的通常的饭量，如果饭后1～2小时，经常觉得饥饿，就逐渐增加1/2；如果觉得有点饱胀，就逐渐减少1/2，直到找到一个平衡点，那就是你的"七分饱"进食点。

在减肥过程中，可以利用食物的一些特征促使饱腹感的产生，并延长饱腹感的存在。

1. 蛋白质

蛋白质容易产生并能够延长饱腹感是"吃肉减肥"的生理学基础。蛋白质饮食大多是不好消化的食物，吃完容易维持饱腹感，不像糖类很容易就通过了胃部的消化，吃完很容易饿。蛋白质在人体消化、吸收、代谢时需消耗较多的热能，又可增加饱腹感，因此减肥时每日应该保证优质蛋白质的供应。包括早餐用牛奶和鸡蛋，饮食适当增加鱼肉、禽肉和牛、羊瘦肉的比例，并用酸奶作为加餐食品等。

2. 粗粮食物

粗粮的糖类含量比细粮低，膳食纤维含量高，通过吸收水分，有能把食物体积变大的"本事"。膳食纤维无法被消化，可以构成天然食物比如水果和蔬菜的架构或体积，富含膳食纤维的食物容易让人产生饱腹感。膳食纤维在胃肠内延缓、限制了部分糖类和脂肪的吸收。

吃粗粮应该注意及时多喝水，在日常饮食中循序渐进增加粗粮，同时搭配荤菜，使营养丰富。减肥常用的粗粮食物如下。

（1）谷物类：玉米、小米、红米、黑米、紫米、高粱、大麦、燕麦、荞麦等。

（2）杂豆类：黄豆、绿豆、红豆、黑豆、青豆、芸豆、蚕豆、豌豆等。

（3）块茎类：红薯、山药、马铃薯等。

3. 蔬菜水果

众所皆知，富含水分的食物容易引起饱腹感，这是因为水分增加了体积，但不含热量，从而使食物的整体热量含量降低。用较科学的方式来说，我们称之为"水分降低了食物的能量密度"。日常生活中可以安排水果、蔬菜作为加餐，或多喝蔬菜汁，延长饱腹感。

澳大利亚的研究人员发现食物有不同的"饱腹感指数"。在饱腹感指数中名列前茅的都是富含水分或膳食纤维，同时脂肪含量低的食物。其中占据前几名的是水果和蔬菜。事实上，饱腹感指数中得分最高的食物是马铃薯，它是白面包饱腹感指数的 3 倍。在饱腹感指数中排名仅次于马铃薯的食物有鱼肉、麦片粥、柳橙、苹果、麦粉面食、牛排等。

从临床减肥实践来看，饱腹感的缺乏更多的是来自于不规律的进食。不吃早餐、不吃主食或零食代替主食是造成饱腹感缺乏的主要原因。许多减肥者诉说自己胃口很大，实际上是节食、不规律进食造成的结果。此外，参与饮食行为的不仅仅是生理的需求，还有食欲。

食欲是指想要吃东西的欲望，往往是与感官体验、情绪线索、社会情境及文化习俗或者食物的外观和气味联系在一起的。在饱腹的情况下，食欲是饮食摄入的主要动力。食欲是饮食经验的反映。有时我们不饿却有食欲（在饱餐之后看到美味甜点），有时我们很饿却没有食欲（生病的时候）。

饮食行为是饥饿、食欲和饱腹感之间复杂的相互作用。饥饿和食欲影响着我们饮食的行为。但在食欲的动力作用下，饱腹感往往被忽略，过量的能量摄入促成了肥胖，也影响着整个减肥的进程、成功与失败。

第 27 讲
吃什么不吃什么不是减肥的关键

几乎每个减肥者都关心饮食中的食物选择问题，例如为了减肥或者更快地减肥，应该少吃或不吃哪些食物，多吃哪些食物。网络上或者减肥书籍上也罗列了很多有利于和不利于减肥的食物。那么减少不利于减肥的食物，增加有利于减肥的食物就能减肥吗？

在所谓的有利于减肥的食物当中，无非是一些低能量密度的食物和粗粮类高纤维食物，例如各种蔬菜、水果、燕麦等，因为这种食物热量较低而且可增加饱腹感，也有人推荐鸡蛋、花生、魔芋、普洱茶等，并且从科学角度分析这些食物如何能够帮助清除体内的脂肪。

在不利于减肥的食物当中，很显然，各种肉类是排在首位的，主食（如米饭和面食）也常被认为不利于减肥，于是采取不吃肉食和减少主食的方式是最常见的减肥措施。如果平素这些所谓的不利于减肥食品吃得比较多，或者有利于减肥的食品吃得比较少，这些说法从营养学的角度还有一定的参考价值。但是如果据此就认为多吃有利于减肥的食物、少吃或不吃不利于减肥的食物就能减肥，那就是一厢情愿了。

减肥的成功与否并不取决于多吃什么或少吃什么，而是取决于热量摄入和消耗的平衡状态，同时也取决于营养结构。换句话说，就某种所谓有利于减肥的食物而言，如果摄入过多同样有可能导致肥胖，这一方面是因为能量过剩，另一方面因为营养结构的失衡。不吃或少吃那些所谓不利于减肥的食物（如肉类和主食），也容易导致营养结构的失衡，这不仅有可能造成机体基础代谢率的下降，也会影响体内脂肪的代谢。

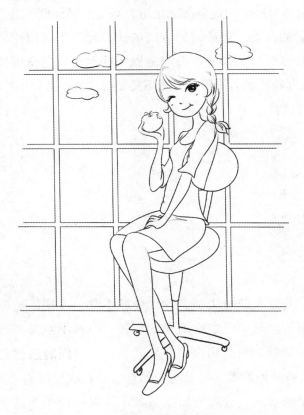

研究表明，总热量的摄入才是减肥的关键。在总热量相等的情况下，高脂肪和低脂肪饮食减肥效果没有差别。在瑞士日内瓦大学医院进行的一项研究证明了这种观点。让一组超重的病人吃脂肪含量为 45% 的膳食，而让另一组病人吃脂肪含量为 26% 的膳食（标准西方膳食脂肪的含量约为 35%），两种膳食的热量同样都是 5020 千焦。为了保证试验的公正性，所有的膳食都是在医院里配制并食用的。3 个月后，两组病人所减轻的体重相差无几。

还有一些减肥者干脆就只吃那些有利于减肥的食物，例如蔬菜或单一的水果，这不仅会造成营养素的缺乏，影响身体健康，也根本无法长期坚持，因为痛苦、饥饿和情绪的改变无法让减肥继续进行下去，所以只能实施有限的一段时间，体重会暂时下降，紧接着就是反弹。

要想健康地进行减肥，就要学习控制摄入的总热量。控制摄入的总热量并不是节食，而是要保证摄入一定数量的食物，把摄入热量限制在一个可变的区间内，因为摄入过多和过少都无法进行减肥，做到既不让身体感到饥饿，也不能摄入过量的食物。健康减肥方式应该是什么都可以吃的，根据日常的饮食习惯，在营养机构的指导下适当地做一些调整，完全可以进入减肥的最佳营养区间，做到轻松饮食减肥，完全不需要被"吃什么和不吃什么可以减肥"的说法左右你的饮食。

第 28 讲
我吃故我减

提到减肥，多数人的想法是少吃，最好不吃，这样能量摄入大大减少，人就自然瘦下来了。这原是非常简单的道理，但是不吃又不行，即便是吃少了也会饿得头晕眼花，所以相当一部分减肥者只好跟着感觉走，小心翼翼地吃点东西，战战兢兢地称重，唯恐吃的那点东西长成自己的"肉肉"。其实，饮食并非是减肥的敌人，合理的饮食摄入不仅是维持生命活动的需要，也是减肥的需要。和生活中的其他事情一样，饮食也需要做好规划，这样才能吃得安心，减得快乐。

1. 明确你能吃多少

很多人都明白，减肥就是少吃多运动。但是怎样算少吃，并不是每个人都清楚的。所以在减肥时，吃多少往往跟着感觉走。例如，采取少吃主食、少吃油炸、肉类或不吃某一顿饭等方式作为能量摄入的标准。但是，少吃，也不清楚究竟吃多少才算少吃，所以往往会走极端，一般会把饿肚子看作是在减肥的必要手段。也有的人用水果、蔬菜代替三餐，实际能量摄入并不少，反而越减越胖。

人的日常生命活动需要一个基本的能量供给，这个基本的能量供给用于维持我们的体温、呼吸、心跳和各种细胞代谢活动，称为基础代谢。除此之外，我们还要有日常工作和体力脑力活动，也需要消耗一些能量。脂肪的消耗，也是需要能量的，所以能量摄入不足身体也谈不上提供能量来消耗脂肪。日常生活中每个人所需要的基本能量不一样，明确个人的基本能量消耗，就知道应该能吃多少东西。把这个能量分配在主食、肉类和蔬果等食物上，在这个范围内，就可以安心的吃饭了。当你适当运动时，你就是在消耗脂肪减肥了。

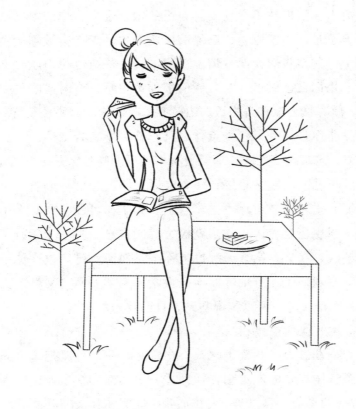

2. 明确你能吃什么

"什么都可以吃"，这是每个减肥者既希望听到又感到非常疑惑的说法。

生活中经常听到的减肥方法是不能吃什么，只能吃什么。如常见的蔬菜汤减肥法、苦瓜减肥法和吃肉减肥法。其实，吃什么并不是重要的，不吃什么也不是重要的，关键是"吃了多少"才是最重要的。其实在明确自己需要消耗多少能量之后，的确是什么都可以吃的。我们鼓励减肥期间食物的种类每天要有20种以上，这样才有利于你的营养均衡和满足身体各种维生素、微量元素的需要，足够你选择了。尽管种类很多，但是总的能量摄入不会超标。按照《中国居民膳食营养指南》的基本原则，既需要粗细搭配的谷类，多吃蔬菜、水果和薯类，也要吃鱼肉蛋类、奶类、大豆或其制品。

3. 做好饮食规划

确定了食物种类和多少之后，减肥关键的步骤就是合理安排好每天的饮食了。在生活中，如果你不主动安排自己的饮食规划，你的饮食摄入就往往被别人牵着鼻子走。吃饭原是自己能够决定的事，怎么会被别人牵着鼻子走呢？仔细想想，其实我们大部分情况下根本没办法自己决定吃什么。在家吃饭，有可能不是你自己做饭，家人做的饭你也得吃，有时候吃得少了老人家就会不高兴，就算你在家亲自做饭，还得考虑老人孩子都要补充营养的问题。外出吃饭，除非你是一个人，爱点什么菜吃什么菜，否则你没办法决定餐桌上的食物种类，尤其是工作餐，那就更不用说了，吃什么是由餐馆决定的。

临近下班的时候，你突然接到一个电话，朋友邀请你去餐厅小聚。正在减肥的你可能心里矛盾重重，不去不合适，去了，可能又要吃多了，实在是非常的为难。想想还是得去，心想就极力控制自己，少吃点就行了，结果到了餐桌上，越吃越高兴，第2天醒过来称重时懊悔不已。也许你手头上有张餐券，马上就要到期了。赶忙呼朋唤友去吃，到了餐厅，又发现买一送一的优惠。也是舍不得放过，所以统统吃到了自己肚子里。

分析你日常的饮食规律和结构，不难发现每个人都有一个相对固定的饮食模式。不管是谁做饭，在哪里吃饭，在减肥时我们可以把这个固定模式先找出来，按照身体需要的能量和食物种类，把一部分基本能量摄入安排到每天的饮食中去，再留一些余地，安排那些可能突如其来的能量摄入。比如说，当你安排1周的饮食时，就可以把周末可能发生的聚餐考虑到，事先在平时减少能量摄入。

4. 安排好你的聚餐和零食

和其他规划一样，饮食规划可以有日规划、周规划和月规划。在这些规划里，要适当做一些习惯的调整，比如每周应酬不超过2次，每月饮酒2～3次，最喜爱的零食仅在某一天吃一些，改掉吃饭快的坏习惯等。减肥没必要做苦行僧，既可以有应酬也可以吃零食，当然频繁应酬和大量零食对减肥是不利的，完全杜绝也是不可能和不必要的。强行拒绝零食往往造成情绪的沮丧和剥夺感，反而会发生暴食的情况。认识到应酬和零食的不利因素，合理安排应酬和零食才是正确的减肥之道。

减肥要吃，不是不吃。减肥要有规划地吃，而不是凭着感觉吃。做一个减肥饮食规划，就可以明明白白地吃，安安心心地吃，这既是消耗脂肪的需要，也是身体健康的需要。

第 29 讲
知道自己吃几碗干饭：了解身体需要

过去有句俗话：不知道自己吃几碗干饭，意思是说"不自量力"。就饮食来说，我们都知道人要吃饭，吃饱就行了，还真不知道自己究竟需要"吃多少干饭"。

大多数时候是随兴而吃的，美味上了桌，那就大快朵颐，遇上高兴事，也会觥筹交错，饮食不仅是身体需要，也是享受的需要。心情不好也会吃不下饭，当然也有暴饮暴食，借酒消愁的。

如果去吃自助餐，那就一定要把"本钱"吃回来，别说顾不上什么"营养均衡"了，连什么是"吃饱"也顾不上了。

1. 身体需要和你的需要根本不是一回事

如果一个人不知道自己身体需要吃多少食物，而只是凭自己的感觉吃饭，要么多吃，要么少吃，多吃则体重增加，少吃体重反而不降低，怎么能够减肥？

所以要想减肥，就必须了解自己究竟需要摄入多少食物。

身体需要食物是因为生命活动需要能量。正如家用电器要耗电，汽车要耗油，人体的日常活动也要消耗能量。除了提供给人在从事运动、日常工作和生活所需要的能量外，同样也提供人体生命活动所需要的能量，包括血液循环、呼吸、消化吸收，生理代谢等。人体需要的能量是食物"燃烧"的热量提供的。

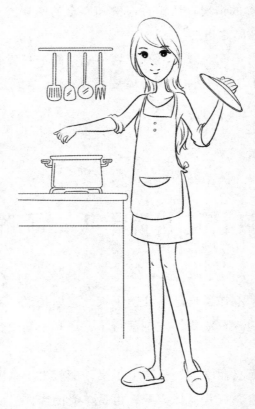

一个成年人每日需要热量由 3 部分组成：包括人体基础代谢需要的基本热量、体力活动所需要的热量和消化食物所需要的热量。

人体基础代谢需要的基本热量（简单算法）：

女子：基本热量（千卡）＝体重（斤）×9

男子：基本热量（千卡）＝体重（斤）×10

体力活动所需要的热量：根据工作强度而有所不同，可以按照轻、中、重体力活动系数（分别为久坐工作 1.0、站立工作 1.5、运动工作 2.0）乘以基础代谢需要的基本热量得到。

消化食物所需要的热量 =10%×（人体基础代谢需要的最低热量 + 体力活动所需要的热量）。

成年人每日需要的热量 =1.1×（人体基础代谢需要的最低基本热量 + 体力活动所需要的热量）。

如刘小姐，服务员，经常站立工作，体重 60 千克。其每日需要热量为：

1.1×（120×9+120×1.5）=1386 千卡

在这里，你不需要为烦琐的计算而发愁，热量计算并不困难，关键要从中领会你究竟需要多少热量，这些热量需要是如何构成的。

从热量需要构成中，可以看到就连吃东西，也会消耗 10% 左右的能量，如果你采用节食减肥，那么这 10% 的能量消耗就没有了。

你的呼吸、心跳、体温维持、新陈代谢都是需要能量的，如果你的能量摄入不足，身体就会尽可能地降低这些最基本的消耗，这些消耗约占总消耗的 70%，而且每天 24 小时不会间断，这些消耗哪怕是 1% 的降低，都会把"节约"的能量大量储存到你的身上。所以有可能发生"喝口凉水也长肉"的现象。

热量需要的理论计算仅仅是理论，作为减肥的方法，理论仅仅是一个指导性的原则。人体能量消耗是复杂的。在热量消耗方面也有更加复杂的计算和测定方式。你应该根据自己的实际情况，不断修正自己的能量摄入，观察摄入量与减肥的关系，逐渐知道自己究竟能吃多少食物，而不为外界环境和美味所控制。

2. 学会计算热量

你知道了自己身体究竟需要多少热量，还需要知道食物能提供给你多少热量。许多人一听到计算热量就感觉困难，其实这只是非常简单的加减法。况且人们经常吃的食物只有 20 ～ 30 种，学会了可以终生受益。一次的学习总比反复减肥要省时省力得多。

糖类平均每克约 4 千卡，同样的蛋白质和低热量脂肪为每克 9 千卡。其实，糖类产生的热量，并没有我们想象的那么高。

例如：100 克米饭可以产生 117 千卡热量，100 克馒头可以产生 208 千卡热量，而 100 克瘦肉可以产生 143 千卡热量。

最佳的人体营养摄入比例应该是：糖类 50%、脂肪 30% ～ 35%、蛋白质 15% ～ 20%。这样的情况下，人是既不会发生饥饿，也不会超重的，如果控制好总热量，就可以轻松减肥。

饮食计算的困难在于中国食物的丰富多样，制作方式不同，分量难以估算，所以很难计算究竟摄入了多少热量。这就需要我们从平时常用的食物中选择 20 ～ 30 种，作为减肥饮食的基础，保证基础营养的摄入，就可以控制好热量总数。

根据食物热量表，可以得到每种食物提供的热量，在正常范围内，按照营养素的比例安排到每日的饮食计划中。留出空间给可能变化的午餐和晚餐，以备临时增加的菜肴。

当然，每日的食谱是不断变化的，这就需要根据自己的生活状况，不断完善自己的饮食基础内容，这样就能掌握减肥的饮食计划。

第 30 讲
分析你的饮食内容：1 周饮食举例

在减肥的过程中，饮食的调整是非常重要的一环。由于我们身体是倾向于节俭的，也就是说容易储藏能量，所有过剩的能量摄入都会以脂肪的形式储存下来，所以无论采用什么方式，没有饮食的调整是很难实现减肥的。

能量摄入少于能量消耗才能减肥，这个"真理"并不是绝对的。不然也就不会有"喝口凉水也会长胖"的现象了。

饭吃多了当然不能减肥，喝口凉水也长胖。既然吃多吃少都不能减肥，为了生活又不能不吃，那么怎样吃才能减肥呢？

如果你连续记录 2 ～ 3 周减肥前的饮食，你可能会发现你的饮食内容是有限的。一般来说，早餐比较固定，午餐相对固定，晚餐变化比较多。

一般早餐比较简单，而且基本上专人专用，所以比较固定。午餐如果公司或单位有食堂，种类也不会有太大变化，除非经常叫外卖；晚上变化较多，如果在家吃饭，一般都会多做一些可口的饭菜，菜品丰富多样，如果应酬较多不仅种类很多，而且每个菜用油量很大。应该是最难控制的一顿。

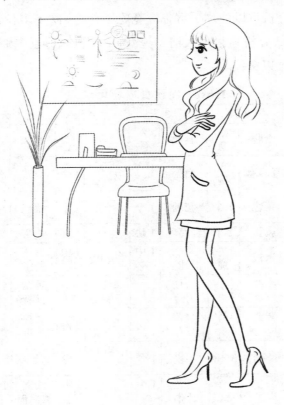

每个家庭都有每个家庭的饮食习惯，每个人也有自己的饮食习惯。把你经常吃的食物内容分析一下，经常吃的食物（每周 3 次以上）也不过 20 ～ 30 种。

把这些食物罗列出来，从营养学的角度看看是否符合营养均衡的原则。按照营养学的原则，每人每天应吃 300 ～ 500 克谷类食物，400 ～ 500 克蔬菜和 100 ～ 200 克水果；125 ～ 200 克鱼、禽、肉、蛋等动物性食物，奶类及奶制品 100 克和豆类及豆制品 50 克，油脂类每天不超过 25 克。

Rose 是一家外企的行政助理，25 岁，身高 168 厘米，体重 65 千克。她早晨 7：00 起床，然后在家附近的罗森店买早餐去上班，午餐基本上和同事一起订外卖（偶尔去公司楼下的餐馆点餐），晚上回家自己做饭。Rose平时喜欢一个人在家静静地上网，所以没有太多聚会和应酬。她做了详细的食物内容记录（附：1周饮食内容记录表），持之以恒，身材和体重都控制得比较满意。

从饮食内容分析可以使你了解你究竟吃了什么、吃了多少，做到心中有数，合理安排如果不做分析，很少人清楚究竟吃了什么，吃了多少。减肥也是凭感觉，效果自然难以掌控。

Rose1周饮食内容记录表

餐次	第1天		第2天		第3天		第4天		第5天		第6天	
	食物	数量	食物	数量	食物	数量	食物	数量	食物	数量	食物	数量
早餐	豆浆	1杯	豆腐脑	1中碗	白粥	1中碗	豆浆	1个	豆浆	1杯	白粥	1中碗
	菜包	1个	菜包	1个	花卷	1个	菜包	1个	菜包	1个	白煮鸡蛋	1个
			鸡蛋	1个	红腐乳	1块	橙汁	1杯	鸡蛋	1个	苹果	1个
午餐	米饭	1中碗	米饭	1中碗	叉烧馄饨面	1中碗	米饭	1中碗	白菜饺子	12个	黑米小米饭	150克
	清炒虾仁	1份	凉拌双笋	1份	清炒刀豆	1份	海鲜豆腐煲	1中碗	香菇豆腐汤	1中碗	菌菇炒	1中碗
	炒双菜花	1份	紫菜虾干汤	1中碗	炝黄豆芽	2份	清炒西蓝花	2份	凉拌黄瓜	1份	青椒牛肉	1份
	萝卜鸡块汤	1中碗	酸奶	1杯	苹果	1个	茭白炒肉丝	2份			蔬菜鱼丸汤	1碗
晚餐	阳春面	1中碗	米饭	1中碗	生鱼片粥	1中碗	米饭	1中碗	八宝辣酱面	1中碗	米饭	1中碗
	红卤鸡爪	2个	野葱炒牛肉	1份	叉烧鸭子	1份	椒盐鱿鱼	1份	炒青菜	2份	鱼头汤	1份
	百叶结炒韭菜	1份	苋菜银鱼羹	1中碗	草菇烧丝瓜	1份	老鸭汤	2中碗	紫菜虾干汤	1中碗	炒西蓝花	1中碗
	清炒茼蒿	2份	蒜泥菠菜	1份	松子	1小袋	清炒荷兰豆	2份	肉丝炒笋	1份	小番茄	100克
	萨其马	2块	西柚汁	1杯								

Rose饮食内容主食以米饭和面食为主，有丰富的鱼肉蛋奶类食物和蔬菜，水果偏少，早餐内容恒定，以豆浆、鸡蛋和菜包为主，午餐相对恒定，有荤素搭配，晚餐变化较多，但因为大多是自己做饭，种类和数量并不多。

Rose 的饮食基础框架

主食	米饭	面	菜包		
鱼肉蛋奶类	白煮鸡蛋	鸭肉	鸡肉	鱼肉	牛肉
蔬菜水果类	各类青菜	苹果	小番茄		
其他	豆浆	萨其马	西柚汁	酸奶	

第 31 讲
安 排 你 的 三 餐

　　现代人的饮食习惯是早中晚一日三餐，这是符合人们日常作息规律和生理活动需要的。有的人为了减肥，要么省了早餐，要么省了晚餐，也有的坚持中午不吃东西，就餐的次数减少了，那么能起到减肥的效果吗？

　　据说在古代秦汉以前人们一天只吃两顿饭。由于当时的农业不发达，食物供应有限，即使两顿饭也要因为地位和等级在供应上有所不同。

　　根据《墨子·杂守》中的记载，兵士每天吃两顿，食量分为五个等级。第一顿称"朝食"或"饔"，在太阳行至东南方（隅中）时（早上 9 时左右）就餐。第二顿称"飧"或"食"，在申时（下午 4 时左右）进餐。

　　对于进餐时间，古人讲"食不时，不食"（《论语》）。也就是说在不应进餐的时间不能用餐，否则被认为是一种越礼的行为。

　　汉代以后，随着农业生产的进步和人们生活习惯的改变，一日两餐逐渐变为三餐或四餐。并且，三餐开始有了早、中、晚饭的区分。早饭实际上是指早晨起床漱洗后所用之小食，汉代称为寒具。至唐代，寒具始有点心之称。《能改斋漫录》云"世俗例以早晨小食为点心，自唐时已有此语。"至今，我国许多地区仍称早饭为早点。午饭，古人曾称之为"中饭"或"过中"。

　　人体最大消耗是在一天中的上午，由于胃经过一夜消化早已排空，如果不吃早饭，那么整个上午的活动所消耗的能量完全要靠前一天晚餐提供，这就远远不能满足营养需要，到了中午甚至出现低血糖，如头晕、饥饿等现象。中餐在饥不择食的情况下，吃得又快又多，摄入的量往往超过早、中两餐的总和，反而使热量过剩，多余的热量以脂肪的形式储存于体内，使身体发胖。一般晚餐比较丰盛，尽管并不是特别饥饿，也会因为美味继续进食，无形中摄入了更多的热量。

　　不吃中餐，同样会造成下午饥肠辘辘，身体能量供应不足，晚餐摄入增加，也不利于工作、生活和减肥。

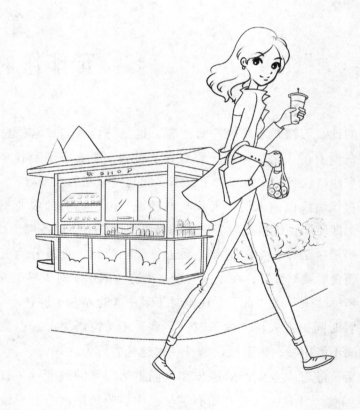

　　晚餐不吃是大多数减肥者习惯采取的减肥方式。曾经流传着一种"饿治百病"和"过午不食"的说法，撼动了很多人一日三餐的饮食习惯。为了"养生"和减肥，不少人硬是忍着饥饿不吃晚饭。

　　一日三餐是国人多年以来形成的饮食规律，符合人体生理和作息需要。晚餐不吃，虽然可以减少肠胃负担，减少热能堆积，但是细胞也处于一种"萎缩"状态，没有能力去吞噬有害细胞，反而会受到损害。此外，不吃晚饭容易引起低血糖，导致器官营养供给不够，人体抵抗力也会随之下降。如果认为晚饭热量会转化为脂肪，其实三餐中任何一餐过剩的热量都会转化为脂肪。此外，不吃晚饭胃酸会伤害胃黏膜，对养胃不利。

所以，"早饭吃好，午饭吃饱，晚饭吃少"的三餐进食方式是有道理的，也符合人们的生活习惯。为了保持正常的生理活动，饥一顿，饱一顿不仅影响胃肠道的消化，而且身体能量供应也会产生波动。

首先要根据自己的身体能量需要知道自己需要吃多少食物。根据身体情况计算热量是很重要的。但是除非有专业营养人员的帮助，我们很难计算自己的能量需要，并合理安排各种食物，那些流行的千篇一律的"减肥食谱"大多数是"节食食谱"，根本不适合每一个人。

俗话说"饭吃七分饱"。留意观察你饱食一顿后的感觉和饥肠辘辘的感觉，看看你都吃了多少东西，然后在吃饭时留意你胃中的感觉，找到你"七分饱"的感觉，这时的食量就是你减肥的进食量。

分析你的生活和工作习惯、平常的饮食喜好，在食量上按照"早饭吃好，午饭吃饱，晚饭吃少"原则进行安排三餐，不要刻意节食。在食物种类上，坚持食物多样的原则，按照《中国居民膳食营养指南》，做到营养均衡，不要偏食，每天坚持食用 20 种以上的食物，避免营养素缺乏。对于自己喜欢的、也许不利于减肥的食物，进行适当的安排，既不要过量，也不必刻意完全拒绝。对于聚会应酬中的饮食，提前做好计划，并用应酬前后的饮食量或增加运动进行适当平衡。

成小姐是一家投资公司的管理人员，身高 165cm，体重 72kg，平时工作较忙，应酬和出差都很多。早餐匆匆在外面买早点或不吃早餐，中午多是买外卖，晚上回家饱餐一顿或外出应酬，吃饭时主要"跟着感觉走"，喜欢吃甜食和小零食。

从成小姐的工作和生活来看，她显然是把工作放在第一位的。饮食只不过是维持身体能量所需罢了，她，对工作有计划，有热情，对吃饭没有太多的要求。像这样的忙人，要求她每日进行饮食计算是不太可能的，那么如何在减肥时怎样安排自己的三餐呢？

1. 列出自己平时常用的饮食内容。成小姐基本上早上以面包或菜包为主，饮料豆浆或牛奶，中午以米饭为主，晚上以面食为主。

早餐：面包 2 片或菜包 2 个，鸡蛋 1 只，牛奶或豆浆 1 份
午餐：1 份米饭或面条 1 碗，大荤和小荤、素菜各 1 份，汤 1 份
晚餐：馒头 1 个或米饭 1 碗，各种荤菜，饭后甜点，坚果零食
加餐：各种小蛋糕甜点，冰激凌，牛肉干，苹果，酸奶

2. 注意自己吃饭时胃中的感觉和饭后 1～2 小时腹中的感觉。如果饭后 1 小时觉得过饱下次就减少 1/3 或 1/2 的食量，过分饥饿时下次则增加一些食量。经过 1 周的观察，成小姐发现自己过去以吃到饱和吃到尽兴为止。当饮食减少为原来饮食量 50% 的情况下，仍然不会有明显饥饿的感觉，只是有点嘴馋。改变后每日的基本食谱如下：

早餐：面包 2 片或菜包 2 个，牛奶或豆浆 1 杯
午餐：半份米饭或面条半碗，大荤和小荤菜均减少 1 半，素菜各 1 份，汤 1 份
晚餐：馒头半个或米饭半碗，各种荤菜和素菜

3. 对于饭后甜点，坚果零食等自己喜欢的食物，虽然不一定利于减肥，但也在控制数量的前提下，进行适当的安排。

	周一	周二	周三	周四	周五	周六	周日
上午	—	—	苹果 1 个	—	—	—	—
下午	—	冰激凌 1 个	—	酸奶 1 杯	—	小蛋糕 1 个	—
晚上	坚果 1 小袋	—	—	—	牛肉干 1 小包	—	—

4. 提前做好聚会应酬计划，预留出能量摄入空间。如成小姐经常周三和周六有外出应酬，则应在周二和周五留出应酬的能量摄入空间。此时，可以用进一步减少主食或者主菜的方式进行。

如果没有时间，在饮食能量摄入方面肯定无法精打细算。不过只要掌握以上原则，同样可以达到合理进餐和减肥的目的。安排好你的三餐，才能够减肥，才能够持久地减肥，才能做到减肥不反弹。如果在减肥期间单纯依赖节食或者少吃一餐来减少能量摄入，既不能长久坚持，也无法达到减肥不反弹的目的。

第 32 讲
有话好好说，有饭慢慢吃

在肥胖的人群当中，有个非常普遍的现象，那就是吃饭速度特别快。人们都知道细嚼慢咽对身体有好处，可是有些人吃饭时总是匆匆忙忙，好像有事催着似的，填到嘴里的饭菜根本不仔细咀嚼，就囫囵吞枣地咽下去了。

吃饭是一种身体需要，是补充身体能量的一个必要过程。品尝美味佳肴也是一种享受。但是，现代社会生活节奏很快，人们往往把吃饭当作一项任务，手头上重要的事情一大堆，或者是为了赶时间，总是希望快点结束，所以吃饭的时候常常是狼吞虎咽。

渐渐地，狼吞虎咽成了一种习惯。在吃饭的过程中，不知不觉地摄入了过多的能量。

有人吃饭过快主要与过去的经历有关，如军人在部队中要求在一定的时间内吃完，所以必须要有一定的速度。现代人则多是因为生活节奏的加快。当然，也有人是因为三餐不规律，过分的饥饿导致狼吞虎咽。

吃得太快不但看上去不文明，也容易使体重增加。

食物进入人体后，首先胃肠道会因为食物的进入而膨大，当膨大到一定程度时，胃肠壁的机械感受器就会向大脑的食欲中枢发出信号，表示自己吃饱了。

另外，当血糖升高到一定水平后，大脑的食欲中枢也会发出停止进食的信号。但由于机械感受器和血糖浓度的升高都需要一定的时间。

当过快进食，大脑得到停止进食信号时往往已经吃了过多的食物。一般来说从开始吃饭到饱了的信号传给大脑，约需要 20 分钟，如果吃得很快，大脑会认为你还没有饱，你就会继续摄入更多的食物。

每天多吃一点点，按 90 千卡计算（半碗米饭，或乒乓球大小的肉或 1 汤匙油脂），一年就是 30 000 多千卡，粗略计算，理论上将近 5 千克脂肪增长在你的身上。

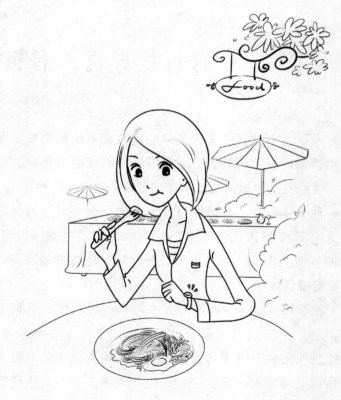

所以吃饭的时候应该细嚼慢咽，充分享受美食的味道，这样大脑才有足够的时间意识到你正在吃饭，也可以在恰当的时候给你的身体发出吃饱了的

信号。

细嚼慢咽并不难，只要做到吃饭时候比平时往嘴里塞得少一些，嚼得慢一些、久一些，花的时间多一些就可以了。细嚼慢咽不仅可以避免肥胖的形成，也是减肥的一种良好方式。对于吃饭速度比较快的人，只要把吃饭的速度降下来，就可以达到减肥的效果。

细嚼慢咽还有利于消化。食物进入胃后，需要经过储纳、研磨、消化，将食物变成乳糜状后，才到达肠道。养成细嚼慢咽的好习惯，能增加唾液的分泌，有利于食物被更好地消化吸收。如果咀嚼不细、狼吞虎咽，粗糙的食物就会直接磨损胃黏膜，并增加胃的负担，使食物在胃内的停留时间延长，从而造成胃部肌肉疲劳、胃动力下降。所以俗话说"吃得慌，咽得忙，伤了胃口害了肠"。

吃得慢一点，也可以好好地享受食物。狼吞虎咽很难享受到吃饭的乐趣，大多数诱人的所谓"垃圾食品"，在减肥中并非是完全杜绝的，如果偶尔慢慢品尝的话，也是一个很享受的过程，理由很简单，它们本来就很好吃。

如果狼吞虎咽，可能连味道都没有来得及享受，就已经吃到肚子里了。在吃汉堡等快餐时可能会有这样的体会，当你大快朵颐地吃到饱的时候，接下来的 30 分钟之后会感到肚子已经撑得有些发胀了。

细嚼慢咽不但能享受到美味，同时还能享受吃饭的乐趣，那么吃饭对你来说是一件快乐的事情，而不是减肥中的一项"痛苦的事情"。

有时候吃饭速度快的确是因为饥肠辘辘造成的。特别是早餐吃得简单，到了中午大吃一顿快餐，或者午餐不合口味，晚上食物丰盛，都有可能导致饥不择食地狂吃一番。长此以往，就形成了吃饭速度快的习惯。

减肥需要对早餐和午餐有合理的安排。如果你早餐或午餐的时间有限，可以适当地在上午或者下午给自己安排一顿加餐，可以是一个水果、一杯酸奶，但是要避免高热量的零食。同时要意识到细嚼慢咽是一种好的饮食习惯，也是减肥中必要的饮食方式，这样，你就不至于狼吞虎咽了。

第33讲
饮食记录让减肥事半功倍

大多数的单纯性肥胖都与饮食过多有关，所以明确吃了什么、吃了多少是减肥的一个关键环节。

很多人在回答饮食情况时，经常说"我每天饮食并不多""早餐或午餐不吃""晚上我不吃主食""肉类几乎不去碰"。结果进行1周的记录才发现，自己所谓吃得不多，仅仅是一日三餐时，吃的主食不多或吃肉比较少而已。

例如，虽然早餐不吃，但是上午吃几片饼干，或喝一瓶饮料，外加零食蜜饯、牛肉干；中午虽然吃少量主食，下午还要吃1个小甜点和水果、喝咖啡；晚上虽然不吃主食，但吃很多菜品，半夜饿了，还要加夜宵。有的人还有情绪化暴食的情况。真是"不记不知道，一记吓一跳"。

食物的热量也许令你大吃一惊。你可能从来没有想过你所喜爱的食物会有这么高的热量，或者你也许并不喜爱但是经常吃的食物有这么高的热量值。你从此下定决心，再也不吃了！

仅仅是不吃或少吃主食，并不一定就减少了热量摄入，殊不知很多零食有着比主食更高的能量密度。不能因为是零食，就不考虑在热量摄入的范围之内。

试着把你吃的所有的东西记录下来。包括你解馋的零食。反过来看看，也许你没想到竟然吃了这么多的东西。

每天记录饮食内容可能有点枯燥，过去很多人都有写日记或记录家庭收支的习惯，饮食记录应该不是问题，现在有了手机APP，也可以每天把饮食内容写在手机上记录下来。

记录饮食可能会占用你的一些时间，但是你会渐渐习惯的。为了减肥成功，这点时间还是值得的，而且这不仅是一时的减肥成功，学会了饮食安排，将使你受益一生。

饮食记录应该包括进食时间、食物名称、食物分量等内容。要把所有的饮食包括饮料和零食都记录下来，这样才能反映你真正摄入了多少食物。对于食物的分量可以用"手掌大""一小碗"等体积相当的语言来描述。如果由于某些原因吃得太多，就在旁边标注"饮食过量"并记录饮食过多的原因。如参加宴会、过度饥饿、情绪欠佳。这些记录有助于你如实分析自己的饮食状态。

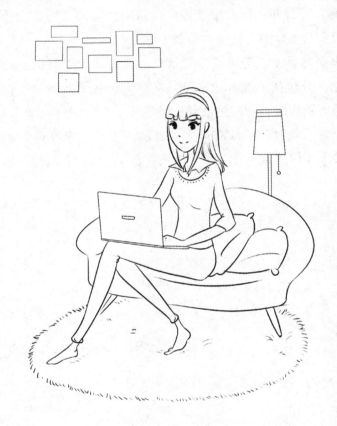

你可以在饭后立即记录饮食，当然也可以晚上一次性将全天的食物记录下来，但是经过一天之后的回忆记录往往是不完整的。

如果能在饭前做好饮食计划，然后按照既定计划进食，再记录是最理想的了。这样不仅可以避免进食过量，还可以养成定量进食的好习惯，为避免日后的减肥反弹奠定基础。

经验表明，饮食记录是和减肥效果息息相关的。完整系统的饮食记录可以使你更加清楚你的记录和体重变化关系，也可以让帮助你减肥的医生能够清楚你在减肥过程中遇到的问题，如体重不变、上升或反弹等的内在原因，并能够进行分析和修正；还可以帮助你检查饮食结构和营养搭配是否合理，食物是否符合你的体质。

此外，饮食记录可以使你清楚你是在减肥过程中，而不至于在美食面前将减肥忘到九霄云外。饮食记录还可以帮助你合理安排饮食计划，安排好你下一周的聚餐、工作餐，让你吃得放心。

减肥饮食记录除了记录了你的饮食"流水账"外，也记录着你减肥过程的点滴变化，分析你的饮食记录可以发现自己从无目的的饮食一步步发展到健康饮食的历程。减肥期间的饮食记录是为了今后不再记录。

当你记录一段时间养成有计划饮食的习惯后，完全可以不再记录，因为你已经学会了如何饮食，提高了"吃商"。

CHAPTER 6 第 6 章

"零食""暴食""夜宵"
都可以有，关键要合理

第34讲
别让零食主宰了你

减肥者对零食的态度，简直可以说是爱恨交加。许多的零食不仅味道可口，而且包装精美，充满诱惑。

零食给人带来的感觉不仅仅是饱腹感，而是休闲、放松、幸福、满足、快乐，当人处于无聊、压力、焦虑状态下时，零食的确是一种解除压力、放松身心的好方法。

作为正餐的补充，零食的确能更好地满足身体对多种维生素和矿物质的需要。零食不仅能补充人体的营养素，而且对养生健美、保持良好的情绪有一定的作用。

如瓜子中除了含有蛋白质、脂肪、多种维生素和矿物质外，亚油酸的含量尤为丰富，有助于保持皮肤细嫩，花生中富含的维生素 B_2 不仅能补充日常膳食中的不足，而且有助于防治唇裂、眼睛发红发痒、脂溢性皮炎等多种疾病。牛肉干、烤鱼片则富含蛋白质、铁、锌等。

奶糖则含糖、钙，适当进食能补充大脑能量。巧克力则含有一种与人体情绪有关的化学物质——苯乙胺，有使人心情愉悦的作用。

但是，零食的能量密度是很高的，特别是一些糕点、油炸食品、果脯类、坚果类的食品。当发觉自己肥胖时，这些零食往往就成了罪魁祸首。

说句公平的话，其实零食是无罪的。在正常饮食的间隙、休闲的时刻，吃点零食本来是无可厚非的，让零食成为罪魁祸首的不是零食本身，而是自我的控制力。

无论是虚拟世界的网络，还是现实世界的商场，到处都是美食的诱惑，商家不仅提供更大、更优惠的包装，还有更完善的服务。工作场合和家里的零食往往也是到处都是，随手可以得到。对于零食的诱惑，大多数人可以说毫无招架之力。

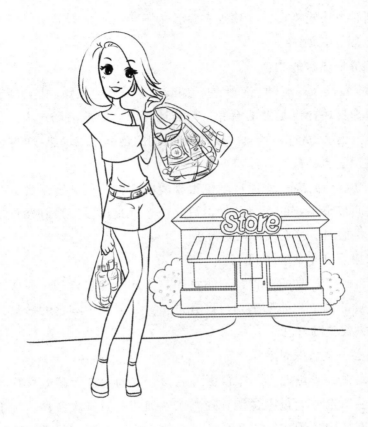

　　零食不是减肥的敌人。只要合理地食用，并不会导致肥胖。零食使人发胖，一是在于零食的数量，二是可能影响了正常饮食。经常有人说，我已经吃得很少了，为什么还是减不了肥呢？仔细询问才知道，所谓吃得少，是三餐已经吃得很少了，在三餐之外，吃的东西真是不少。

　　零食一般在休闲的时候吃，这时不会像吃正餐一样有人催你快点吃完，没有时间的限制，也没有数量的限制，随心所欲，往往一袋零食吃完为止。也有人在心情郁闷时大吃一通，用零食安慰受伤的心，此时，往往比情绪正常时多吃很多。

　　许多人一开始减肥，就与喜欢的零食说拜拜了，其实是一忍再忍，控制自己。结果越是不让吃，反而更加想吃，最后终于忍受不住，失去控制力，变成了偷吃，懊悔不已。

减肥不必杜绝零食，既然很多零食（不包括垃圾食品）富有营养，就应该学会正确吃零食。

1. 选择低热量的零食

有些零食其实是有利于减肥的。如酸奶、果蔬沙拉等，其热量就非常低，不但可以为身体提供足够的营养，而且还可以有效地清肠排毒，消除水肿，健康减脂。热量比较低的零食可以缓解我们的食欲，减少热量的吸收。

2. 注意零食的量

有些热量稍微高一些但自己也很喜爱的零食，例如坚果类的食品，同样可以为我们带来一定的瘦身帮助，只要注意食量即可。最好在食用之前进行定量，不要吃到不想吃或者吃完为止。

3. 安排好吃零食的时间

对于自己喜欢吃的零食，不妨每周安排定时定量食用 1 ～ 2 次，反而会减少对零食的渴望，如果感到自己有进步，如减少了零食的数量或次数，可以用其他方式奖励自己一下。

4. 当心一些特殊时期

有的人在心情焦虑时用零食缓解压力，有的人在无聊时喜欢寻觅零食，有的人聚会时会吃大量零食，有的人在生理期前后喜欢甜食。对于这些特殊时刻，要有"应急预案"。及早通过其他方式（如谈心聊天、散步休息、冥想训练等）缓解压力和焦虑。

5. 记录每日零食

开始减肥时，可以把每天的零食（包括饮料）做一个全面完整的记录，这样就会发现自己到底吃了什么，进而采取正确的调整，如更换掉不恰当的零食或者是减少吃的量。在大多数情况下，我们都会下意识地吃掉很多零食，而自己根本没有察觉，所以进行详细的记录就非常重要。全面完整地记录不仅会使你大吃一惊，还会帮助你逐渐增加对零食的控制力。

零食既然能够带给我们营养和好心情，有利于人体健康，就不应该成为减肥的障碍。主动学习掌握零食的营养成分，合理与正餐进行搭配，让零食成为减肥的助手，才是快乐健康的减肥之道。

第 35 讲
这样吃甜食不发胖

"我完了，我完了，对甜食严重依赖上瘾，已经到了一餐不吃甜食就会焦虑的程度……昨天我的晚饭，是在面包新语家搞定的，一块香浓芝士，一块芝麻芝士，还有一个花生什么的小面包里面有一层很甜很腻的东西……并且，我还吃了大概 7～8 根那种台湾米果（蛋黄夹心的），也很甜……"

"每天高喊着要减肥，吃饭的时候太油的都不去碰，单位阿姨做的回锅肉十分诱人我也忍住，但是，一见到甜食，我就失忆，用我闺蜜的话来说，我吃甜食的那个劲头，只能用一个词来形容——丧心病狂……"

这是一个非常典型的甜食爱好者的"真情告白"。在减肥的人群之中，喜欢吃甜食，同时正餐节食的女性不在少数。对一些职场白领女性，甜食成了她们工作、生活中不可或缺的一部分。从心理学角度来看，这些人可能患上了"甜食综合征"。

"甜食综合征"主要表现为两种症状：一种是厌食，就是不喜欢吃正餐，特别喜欢吃零食；一种是贪食，除了正餐外还大量吃甜食。不断吃甜品，也是一种对外界的应激反应，许多喜欢甜食的人与生活压力大和工作紧张有关。

甜食可以激活大脑中的多巴胺神经元，然后在脑中释放一种化学物质，名为阿片类物质。这种物质会刺激神经末梢，让人感到兴奋，其功用几乎相当于吗啡。大脑感觉到这种兴奋，就会对它产生渴望。

这种现象与吸毒上瘾后差不多，因此常吃甜食后人会觉得越吃越想吃，因为只有这样，大脑中的多巴胺神经元才能不断释放更多阿片类物质满足欲望。食品生产商们也深谙此道，如果在食品中添加足够的糖，人们就会购买很多。

几乎每个人都知道过多的糖摄入不利于减肥，精制糖除了提供热量外，几乎没有任何营养价值。糖可以因摄入太多能量而影响对其他富含蛋白质、

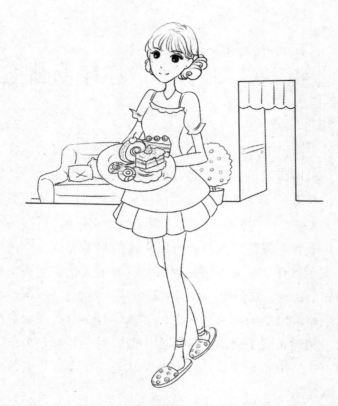

维生素、矿物质和膳食纤维食品的摄入，甚至出现营养缺乏、发育障碍、脾气暴躁、肥胖等症状，还会引发骨折、糖尿病、免疫能力下降等疾病。

多余的糖储存在肝中，当肝负担过重时，将以脂肪酸的形式回流到血液中，最后在你的腰部、腹部和臀部停留下来。吃糖过多还会影响体内脂肪消耗，造成脂肪堆积，导致血脂过高、动脉血管硬化和肥胖症。那么，如何合理吃甜食呢？

1. 做好甜食规划

在减肥时，对喜食甜品者不可完全杜绝甜食，那样会使你情绪低落甚至抓狂。适当在1周中提前安排1～2次甜点，可以让你感到"人生还是有乐趣的"。值得注意的是，一定要提前安排，不要随心所欲。也许，到了吃甜品的日期，你会发现对甜品并不是那么渴望了。

2. 在早晨和上午吃自己所喜欢的甜食

尝试在早晨和上午吃自己所喜欢的甜食。此时补充的甜食，你有一天的工作和运动来消耗，在这样的条件下，1个水果、1块蛋糕或者饼干、一小块巧克力，对体重的影响相对小。晚上吃甜食让你非常轻易地受到肥胖的困扰。

3. 选用糖的替代食品

尽量减少摄入蔗糖、葡萄糖、果糖等，并适当增加瘦肉、蛋、奶、鱼、虾等富含锌、钙的食物及糙米、芝麻等富含维生素 B_1 食物的摄入量。过食甜品不仅影响减肥大计，而且对视力有害，患有各种眼疾的人，可选用木糖醇等新型甜味剂替代含蔗糖、葡萄糖的食品，它们的味道虽然也是甜的，但对视力却没什么"副作用"。

果糖的甜度值通常接近200，而蔗糖只有100左右，相差约1倍。这也就意味着你的用量可以更少，还可以达到更好的效果。此外果糖和蔗糖的热量虽然不相上下，但是果糖转换成脂肪的速度比蔗糖慢，意味着你有更多的时间去代谢它。另外，在烤蛋糕或者是曲奇的时候，不妨以蜂蜜或果糖替代砂糖，别有一番风味。

4. 饭后吃高热量甜点

如果饮食中安排了甜品，最好安排在饭后食用。空腹时吃甜点，将会摄入过多热量，甚至有可能"一发而不可收拾"。如果你喜欢芝士蛋糕，那就放在饭后吃，或者在饭后30分钟享用，此时已经有了饱腹感可以防止摄入过多，还可以搭配一些全麦面包、蔬菜或者酸味水果，而且因为与用餐中的食物纤维一起消化，热量吸收会比较少。

5. 学会慢慢享受甜食

吃饭太快的人容易发胖，吃甜品也是一样。享受甜点要优雅地吃，不要狼吞虎咽。因为狼吞虎咽不仅吃相难看，影响淑女形象，而且血糖上升很快，刺激胰岛素分泌，导致血糖来不及利用就已经在体内转变成脂肪。

学会吃甜食，每天摄入糖的总量控制在40克以下，这样就不会长胖。对于很多减肥的人来说，放弃了甜品，就失去了人生的乐趣。其实，甜食并不是洪水猛兽，我们完全可以和它和平共处。在日常生活中做到营养均衡，偶尔让自己享受一点甜食，更能体会到人生的幸福和美好。

第 36 讲
越奢侈，越减肥

　　精心做得一手好菜，不过分量稍微多了些，一餐吃不下，留到下餐吃又太少，怎么办？最简单、有效的办法——倒掉！很想吃汉堡，吃一半就饱了，剩下的怎么办？最简单、有效的办法——扔掉！

　　肥胖是由于过量的能量摄入造成的。过量的能量摄入来自于日常的饮食习惯。说到饮食习惯，一般会想起暴饮暴食、喜好吃肉和甜食等坏习惯，并认为这是导致肥胖的主要原因。不错，坏习惯是导致肥胖的罪魁祸首，可是一些好习惯也会导致肥胖，怕浪费而吃掉剩饭就是导致肥胖的"好习惯"。

　　小时候，多数人都被爸爸妈妈鼓励要多吃饭，当你把米饭吃得一粒不剩时就会得到大人的表扬，相反，如果当你剩下饭菜，就会常常受到大人的批评，甚至举出例子告诉你"还有很多非洲儿童在挨饿""米饭来之不易"，你也读过"谁知盘中餐，粒粒皆辛苦"，这些要求逐渐形成了我们的良好的饮食习惯。当家里有饭菜剩下时，你可能唯恐浪费，毫不犹豫地把这些剩饭菜吃掉；孩子吃不掉的饭菜，最后总是由你来替孩子解决；为了节约冰箱的储藏空间，你也许会吃掉剩余的一点点食物；明明半个汉堡就吃饱了，剩下的半个也舍不得扔掉硬硬地塞进肚子里，殊不知，这种看起来的"节约"实际上是一种"浪费"。

　　就目前的生活水平来讲，我们已经走过了那个食不果腹的年代（否则也不用考虑减肥了），不但是每顿饭都能够吃饱，而且可能是营养过剩。在此前提下，对食物特别是剩余食物的"节约"就成了身体的负担，身体根本需要不了这么多的能量，所以也只好形成脂肪储存起来，久而久之人就肥胖起来了。肥胖的人群中，大都有这种"节约""怕浪费"食物而勉强吃完的习惯。

　　做小孩子的时候，我们一点都不愿意吃剩饭，唯一的想法就是倒掉。有些人自己做了妈妈，给家人做饭，才体会到对粮食的珍惜。自己辛辛苦苦亲

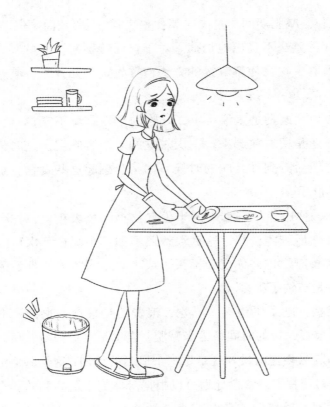

手做的呀，就这么倒了？不过，必须克服这个心理惯性。如果怕浪费、舍不得倒掉必然会吃下多余的食品，恰恰就是这些多余的食品形成多余的脂肪。所以对于饭桌上剩余的食物，在吃好的前提下，要毫不犹豫地拒绝食用。对于剩余的饭菜，除了可以储存的主食外，应干脆倒掉。特别是在减肥期间，当已经摄入了足够的能量时，继续摄入能量，除了形式上的"节约食物"外，是毫无意义的。

还有一些人减肥成效不明显，败在了多余的零食和快餐上。零食和快餐本来不是减肥的敌人，适当吃一些零食和快餐也没有什么不妥，但是，"节约"的习惯也往往让你摄入更多的零食和快餐。有的人喜欢吃汉堡，有的人喜欢吃炸鸡腿。现在的餐馆总是鼓励你买大份的食物，或者买一赠一。看上去占了便宜，实际上买了多余的能量。一旦购买，才发现根本吃不下这么多，尽管吃饱了，又舍不得丢掉剩余的部分，只好吃下去。所以在购买快餐和零食时，一定要注意数量。减肥期间尽量少吃零食和快餐，不要被商家促销手段所迷惑，对于多余的食物要毫不犹豫地扔掉。对于自己特别喜欢吃的零食（如薯片之类），可以采取少吃几片解解馋的方式，首先选出几片来，其余的统统扔到垃圾箱去。

也许你会想，这真是太浪费了，好吃的东西忍着不吃也就罢了，还要扔到垃圾箱里，还是留着放起来，下次想吃的时候再吃吧。这时你可能会把这些零食放好，然后等到你无聊的时候，你又会想起这些食物，最终这些食物还是进了你的肚子。

设想一下，你已经把好端端的半份食物扔到垃圾箱里，你会怎么想呢？首先是可惜，然后可能会想，这么浪费还不如不买呢！下次再购买不利于减肥的零食或快餐时，也许你就会不买了或不买很多了，长期看来，"扔掉"不是浪费，而是节约了很多。

不吃是浪费，吃了更浪费。不吃，浪费的是粮食；吃掉，不仅浪费了粮食，而且还要浪费大量的时间精力来减肥，岂不是更加浪费？所以在做饭前、外出就餐前和购买零食前最好还是做一个恰当的计划，这是避免浪费的关键，也是真正的"好习惯"。饮食计划可以根据身体能量需要和营养需要来制订，这样在吃东西时，就可以避免剩余太多的食物。实在吃不掉的食物就痛痛快快地扔掉。要记住，你扔掉的不是食物，而是未来你身上的肥肉。

第 37 讲
遭 遇 应 酬

聚餐和应酬不仅是生活中亲朋好友联络感情的需要，同时也是商务工作的需要。在现代社会，聚餐和应酬已经成为大多数减肥饮食生活的一部分。也许你在日常三餐中还能够按照自己规定的减肥模式进食，但是面对聚餐和应酬就可能有点手忙脚乱了。

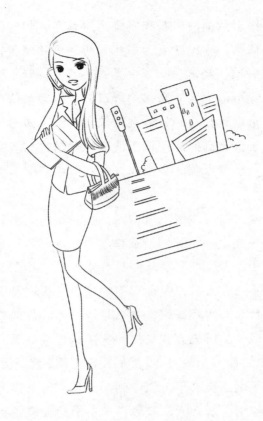

　　特别是当你作为主人招待客人的的时候，明显地减少进食会引起来宾或客户的不快，吃得太多又会影响自己减肥。如果你声明你正在减肥，也许会招来善意的玩笑，"减什么肥呀，你根本不胖嘛""别减啦，我都见你减过几百次啦"，或者"先喝了这一杯再说"，结果不知不觉就被劝得思想松懈下来，或者自我安慰"算了，就吃这一次，也许问题不大，明天少吃点"。就这样糊里糊涂地摄入了过多的食物。

　　如果每个月仅有1～2次聚餐和应酬似乎问题不大，对于经常有应酬的人，不仅仅累积了大量的能量，还有可能因为没有明显减肥效果，导致减肥半途而废。

　　已经下定决心减肥，就必须对饮食生活做一些调整。除了三餐调整之外，聚餐应酬方面也不应该忽视。俗话说"不打无准备之仗"，聚餐应酬也应该做好准备，否则就会被动摄入很多的能量。

这次真能瘦下来

　　仔细分析一下你生活中的聚餐和应酬，如果有一些是没有必要去的，就应该设法减少一些次数，你没必要为那些无所事事的聚餐付出肥胖的代价。看看你经常去哪些餐馆，经常去吃哪一类的菜肴。一般来说，川菜、湘菜之类的餐馆偏于辛辣，可以大大刺激你的胃口，本帮菜系偏于甜腻，京鲁菜系偏于油炸，西餐能量也比较高，日韩菜系偏于清淡。如何选择餐馆的主动权在你的手里，尽量选择自己熟悉的偏于清淡的餐馆，在餐桌上点菜时，也要适当地"不客气"，掌握点菜的主动权，做到荤素搭配，为自己挑食减肥餐留条后路。

　　知道自己在美食面前往往挡不住诱惑，在赴宴前适当地吃些东西是很有必要的。可以选择一些水果、酸奶、茶鸡蛋和糕点之类食物。最好在赴宴前30分钟吃掉这些东西，等菜肴上来时你就不会狼吞虎咽了。

　　不管你是主人还是客人，在餐桌上不吃东西是很容易引起别人注意的，要么人家认为你有什么心事不高兴，要么是饭菜不合你的口味，那样大家都会觉得比较尴尬。最好的解决方式是挑一些热量比较低的食物，堆满自己面前的小盘子，当然也装饰上一些肉类，然后慢慢享用，就不会引起别人注意了。上来一道大菜，先帮别人夹夹菜。当吃到一定程度时，离开座位，站起来去给别人斟满茶，去找别人聊聊天，或者自告奋勇给大家拍拍照，如此既能够加深彼此之间的感情，又减少了不必要的能量摄入，可谓一举两得。

　　餐桌上的酒尽量少喝或不喝，1克酒精可以产生7千卡的热能。1瓶啤酒或50毫升白酒的热量和1碗米饭差不多。喝酒不仅摄入大量的热量，同时伴随吃掉很多的油腻腻的菜肴，这是大多数男士肥胖的重要原因。如何减少饮酒呢？关键在自己，大多数人喝酒并非是别人劝的，而是内心自愿的，不愿意喝谁也拿你没办法。自己不想喝酒，也就少劝别人，否则就会招来回敬几杯。如果下定决心不喝，那就开车赴宴，这是拒绝喝酒的一个理由。

第38讲
准备好情绪化暴食的"应急预案"

人是有情绪的动物。既有心情愉快的时刻，也有情绪抑郁的时候。不管原因是什么，大吃一顿可能是一个暂时消除忧郁的好办法。

如果你正在减肥，暴食一顿后，你会为自己的暴食行为感到内疚和痛苦。因为暴食总是意味着身体发胖和体重上升的可能性增加，而你本身可能对体重就有一种恐惧感，所以暴食一顿后总会惴惴不安。

情绪化暴食并不是因为身体饥饿或身体需要，而是因为情绪。用食物解决情绪问题实际上是从人出生开始形成的一种食物和情感的关联。食物能够安抚情绪，来自于进食经历和慰藉感觉之间的深层联系。在幼年时期，父母也通常用食物安慰情绪受伤的孩子。到了成年以后，人们也就习惯用食物来解决情绪问题。此外，甜食是一种能起镇静作用的安慰食品，因为它能刺激大脑产生出一种使人感到镇静和放松的化学物质。

情绪化进食的具体模式是相当个人化的。但研究者发现一些导致情绪化进食的共同情境和因素。他们的发现让人们认识到，进食可以是对"情绪"而非"饥饿"的一种反应，这与身体能量需要根本没有特别的关联。

偶尔一次情绪化进食对整个减肥来说并不会造成多大的影响，即便是增加 0.5～1 千克体重，那也是暂时的。完全没有必要为此懊悔不已。但是，情绪化暴食之后，可能产生心态上的变化，减肥者可能因此而怀疑自己的自控力，并强化自己的失败心理，最终放弃减肥。

对于减肥的人来说，情绪化暴食是一个很大的挑战。很显然，长期的情绪化饮食是导致肥胖的原因之一，当然也是影响减肥的重要因素。并非所有人都易受情绪化过量进食的影响，但对那些易受影响的人来说，这种行为就会显著影响到他们的体重。在一项同时以超重和体重过轻的人为研究对象的研究中，发现那些体重较高的人更可能因情绪或处境不佳而进食。

防患于未然。研究已经表明，认识到情绪化进食并且制订应对策略是有

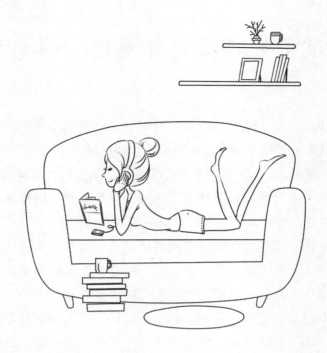

效果的。英国伯明翰大学的一项研究发现，对于成年人来说，减少情绪化进食与成功减肥有直接联系。如果你曾经有过情绪化暴食的经历，最好在减肥之前做好减肥的"应急预案"，以免在情绪不佳时手忙脚乱，纠结不已。

情绪和进食之间的联系揭示了行为怎样去影响体重。认识到情绪化进食对减肥努力可能产生的影响是第一步。首先，你必须找出曾经引发暴饮暴食欲望的是哪些情绪，回忆一下过去情绪化饮食发生的日期时间、地点（办公室、家中、路上等）及想吃的食品、当时的情绪或者当时脑海中在想的事情。或者准备一张随身携带的小卡片，你可以随时记录下情绪与食欲的出现的情况。

对自己的记录或者回忆进行分析，确定自己心情欠佳的原因。一旦你确定了自己抑郁的原因，你就可以对你的心情做出除了暴食以外的其他反应。

1. 用其他缓解情绪的方式替代"吃"

除了吃之外，还有许多活动可以解决情绪问题。当我们是孩子的时候，我们除了吃、喝、玩具没有太多的选择，成年后解决情绪问题的途径和方式要多得多。如果你烦躁无聊或者孤独的时候，那么就给朋友或者家人打电话或写信。如果你压力很大，那么就试着去改变一下工作日程，到某些地方听听音乐，缓解压力；也可以练瑜伽，在自己的房间里跳舞直到自己打消了想吃零食的念头。

也许你愿意给那些关心你的家人和朋友打个电话，也许在寒冷的冬日你可以选择早早地打开暖光灯，或者你还可以在白天花上一点时间边喝茶或咖啡边欣赏落日，或许你还会发现散步和听音乐都会对你非常有帮助。

2. 在你去拿食物之前先暂停一下，或者做点其他事务

通常情况下，产生进食欲望与真正拿到食物之间还有相当长的时间。所以有足够的时间，用于思考"是否身体真的需要"，回顾一下那天或近几天令人愉快的事。

3. 走出令你不愉快的环境

或者到户外，或者去散步，换一种环境，也就换一种心情，也许会遇上令你愉快的事，暴食情绪就会渐渐消失。

4. 准备好健康的食物

如果你无法应对内心的情绪，并且认为自己会屈服，那么，提前列好健康食物清单，尽量吃些健康的食物。或者即便你希望去餐馆和朋友一起谈谈心，也要想好可供选择的餐馆和食物。

5. 获取亲友或专家的帮助

如果你已经准备好要大吃一顿了，最好先征求一下亲友或者专业人士的意见。无论是家人还是朋友都可以在这种情况下给你提供感情上的帮助。列出或者思考一下你可以信赖的朋友名单，一旦出现情绪化进食的征兆，立即寻求他们的帮助。或者从专业人士那里获得帮助。心理咨询师能帮你解决内心情感问题。营养学家能够帮助你分辨合理的饮食模式及让你养成更好的饮食习惯。运动专家能让你通过运动（而不是食物）来获取你身体所需的"欣快物质"。

事先准备好这些"应急预案"对于有情绪化暴食倾向的减肥者来说是必要的。俗话说"不打无准备之仗"，减肥也是一样。"应急预案"确保你健康地实现减肥目标，而且也会让你重新与食物建立一种新型健康关系。

第 39 讲
节假日：打响减肥保卫战

每逢节假日，许多正在减肥的人觉得又是应酬、又是团聚，肯定要比以前吃的多一些，胖一些也就不可避免了。其实这种想法对减肥是非常不利的。节假日与工作日的确有些不同，如气氛热闹，好吃的特别多，还要趁这个机会到处走走，见见朋友，或者安排出去旅游一下，生活上不像过去那样规律。所以，有些人就认为放松一下吧，等过了节再好好减肥，但是，如果借口节日放松了减肥计划，就有可能导致减肥前功尽弃，节后后悔不迭。

增重容易减肥难。思想上的放松将导致把减肥忘得一干二净，更有甚者完全放弃减肥计划，体重将借此机会卷土重来，充分摄取和吸收能量并储存起来，体重甚至可以反弹到比原来更加重的状态。在节假日之前给自己提个醒，将使你欢度节日，持续减重。

1. 继续做好自我管理

在过去的减肥时期，你可以按照要求，认真对待减肥这件事，不仅做了减肥计划，按照要求做了饮食详细记录，所以你非常清楚自己吃了什么，吃了多少，并且对聚餐等做了恰当的安排。节日里由于热闹的气氛往往容易放松自己，加上亲朋好友的"破坏"，易于思想松懈，特别是无计划饮食。做好节假日饮食计划并不困难。节假日减肥并非不让你享受美味，关键还是合理安排，清楚明白吃的是什么，应该吃多少和为什么要吃。节假日对减肥有一定的影响，但是认识到可能的影响因素，提前做出计划安排和应对策略将使节假日对减肥的影响减少到最小。

2. 减少环境对减肥的影响

节假日减肥面临很多问题一般是因为你在单独作战。亲朋好友中也许只有你一个人在减肥，他们也许劝你节假日期间暂时放弃，好好享受，此时应该坚持自己的决定，向他们做出解释，并告诉他们希望得到理解和支持。节假日期间家里零食可能比较多，顺手吃几粒可能就增加了几大卡的热量，最

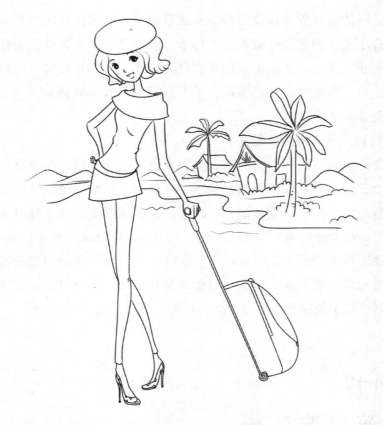

好准备一些低热量的零食，或者将零食适当安排到计划当中。在自己家里食品附近贴出一些提示自己的减肥标志也许是一个不错的办法。

3. 安排好数不清的聚餐

节假日可能有多次聚餐，餐桌上的美味佳肴经常是热量高的食品。其实有些聚餐还是可以避免的，数一数你有几次聚餐，能否建议改成喝茶或娱乐之类的聚会方式。实在避不开的聚餐，可以选择菜肴清淡的餐馆或者点菜时选择一些低热量的菜肴或第 2 天减少摄入以平衡聚餐时多摄取的热量。在快乐的聚餐气氛中，别忘记多为别人服务，这样不仅可以增加你的亲和力，而且可以减少食物的过量摄入，毕竟聚餐仅仅是用来沟通感情的而不是为了吃饱肚子的。

4. 尽量避免静态娱乐

利用节假日看电视连续剧、搓麻将、玩游戏，可能是你欢度节假日的方式之一。谨记这些方式应该适当，并在节假日期间安排几次户外活动，几次活动也许不能立即帮助你减去多少体重，但是对于维持你的积极性和保持良好的减肥状态是十分必要的。如果你已经培养了一些运动的好习惯，比如每天散步，走一段路上班和爬楼梯，千万别因为节假日的到来而丧失，毕竟习惯的养成是来之不易的。

5. 饮食记录仍是重中之重

饮食记录始终是减重的关键。节假日由于活动较多，饮食复杂，最容易放弃饮食记录，殊不知只有清楚地吃，才能放心地吃，越是饮食复杂，越要记录，越是生活忙乱，越要记录。因为这正是体重变化的关键时刻，也是决定体重走向的关键时刻，只有认真记录，身体才会 show（瘦）给你看。

节日愉快，不等于生活放纵。节假日一定会增加体重的想法实际上是自己自我妥协的一种方式。节假日减肥不是让你做一个苦行僧，做好节假日的减肥计划，必定使你吃得放心，玩得开心，减得欢心。

第40讲
从从容容吃夜宵

减肥不提倡吃夜宵，但也不拒绝夜宵。

也可能是习惯，也可能是工作原因，很多减肥者有吃夜宵的习惯。吃夜宵容易长胖，而且不利于减肥这也是人人皆知的道理，所以要想减肥就要合理安排好夜宵。

吃夜宵的做法往往反映了一个人可能生活或者饮食并不规律，如果能够正常用餐，营养合理均衡，基本上夜间是不会有饥饿感的。如果不按时吃饭，或者不好好吃饭，对胃口就吃，不对胃口就不吃，再加上夜间有熬夜的习惯，当然到了晚上就会饥肠辘辘了。

夜生活的丰富也是夜宵的主要原因。年轻人白天工作一天，喜欢夜间聚

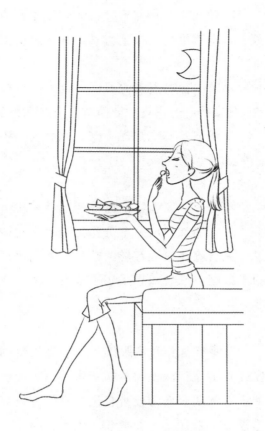

在一起，除了丰富多彩的夜间活动，夜宵总是最后的压轴戏，兴致勃勃之中，无意之间就摄入了过多的美食和热量，如果有很多这样的活动，日积月累当然不利于减肥。

为了减肥不吃饭，而为了肚子又吃夜宵也是很常见的。为了减肥片面进行节食，结果三餐不正常，身体能量需要不能满足，最后只好在夜宵上解决。

"我在银行上班，26 岁，162 厘米高，现在体重 71 千克，之前我最好的时候是 64 千克！很明显现在胖了，我晚上想吃夜宵但是又怕胖了，我想回到以前那样，有什么办法吗？我以前是不吃早餐，午餐和晚餐都是半碗米饭加一大碗青菜，夜宵也不吃的。但是现在每天晚上想吃东西，可以吗？过去我还坚持锻炼，现在没时间锻炼了，怎么办？夜宵吃蛋炒饭可以吗？"

"最近我每天跑步减肥，可是晚上肚子饿得直叫睡不着。我知道夜宵吃了很容易长胖的。所以我只吃了一点青菜，大家说吃青菜当夜宵会长胖吗？我胃不好，前阵子老是吃苹果，结果把胃又吃坏了。饥饿减肥对我来说副作用很大啊。"

在减肥过程中，如果你有吃夜宵的习惯，合理安排夜宵是不会对减肥有影响的。如果没有合理安排，吃夜宵随心所欲，当然不利于减肥。不仅如此，吃夜宵战战兢兢，心中矛盾，不吃焦虑不安，吃后懊悔不已，也会导致不能坚持减肥，半途而废。

1. 把夜宵纳入减肥计划

和吃零食一样，在饮食计划中，把夜宵的部分安排进去。如果你已经知道每天需要吃多少东西，那就留出一部分作为夜宵。关键是要在减肥时合理安排好三餐，如果你三餐已经摄入足够的热量，夜间再根据习惯摄入不必要的热量，当然不利于减肥。三餐如果采用了节食方案，夜宵也往往是不可避免的，而且有可能吃得更多。

2. 吃对东西

夜宵既要可口，也要有营养和饱腹感。许多高热量的零食并不适合作为夜宵来吃。如果你经常工作到深夜，不妨把水果作为夜宵的首选。像苹果、番茄及香蕉这几种水果都适合作为夜宵食用，不但有营养，也很容易满足瞬间的饥饿，饱足感强。全麦食品（如燕麦、大麦、糙米、全麦面包、全麦饼干等）含有丰富的 B 族维生素，它具有消除烦躁不安、促进睡眠的作用。

3. 吃对时间

吃夜宵的目的是为了接下来的活动而不是睡眠。在睡觉之前，最好让胃把吃的夜宵尽可能处理完毕，这个过程大概需要 1 ～ 2 小时。如果吃完夜宵不久就上床睡觉，第 2 天腹部就会有消化不良的胀感，就是因为没有做好扫除工作的结果。吃宵夜的时间最好不要超过 23:00，如果你马上就要上床休息，同时又觉得腹中空空，可以适当选择容易消化吸收的食物，如牛奶和小米粥。当然，最好不要再吃夜宵。

行为习惯是夜宵的主要影响因素。在减肥期间，为了身体健康，不要过分熬夜，减少吃夜宵的机会。丰富的夜生活也要适当安排，尽量减少夜间的外出活动，不要让夜生活破坏了你的减肥计划。

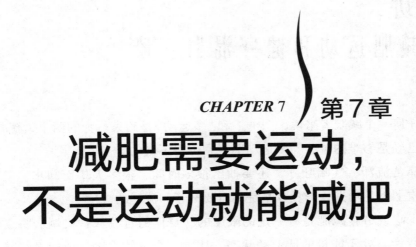

CHAPTER 7 第7章

减肥需要运动，
不是运动就能减肥

别把减肥运动和健身混为一谈
会走就会减
乘电梯还是走楼梯
动起来的"附加值"
当心饮食毁了运动成果

第41讲
别把减肥运动和健身混为一谈

对于任何一个减肥者来说，"少吃"和"多运动"是约束行为的两个紧箍咒。做到少吃已经是够难的了，"多运动"也是不得不做的。

想到痛苦流汗、气喘吁吁，还要抽出很多时间，很多人望而却步，或者仅仅在少吃上下足功夫，毕竟少吃是不需要辛苦和流汗的。

单纯少吃或节食减肥是有一定的限度的。身体的自我保护机制会将逐渐降低基础代谢，处于能量的低消耗状态，体重不会继续下降。要想继续减肥必须通过运动，提高机体的代谢，增加能量的消耗。

对于那些"喝口凉水也长胖"的人来说，运动更是必不可少，因为这些人基础代谢率很低。因为一直吃得很少，无论吃点什么，全部被机体储存起来，舍不得利用。

这好像家庭收入，如果一直收入很低，往往会把钱更多地存入银行，虽然并不富裕，但是看起来"存款"很多，只不过是以备不时之需罢了。

只有运动，身体才会动用这些"存款"。你还可以增加点收入，那么，身体就更放心地动用这些"存款"，你的资金就盘活了。

"多运动"是必要的，但是不一定要去每天跑步、打球或跳绳，强迫自己去运动，如果是强迫自己运动的话，就很难持久进行下去。

经常看到有人为了减肥，花很多钱办一张健身卡，据说可以让自己坚持健身运动，其实根本就没去几次，甚至只去过一次，就再也不去了。因为太累放弃了运动，或者因为没有时间不了了之。健身减肥成了一个梦想。

有利于减肥的运动不一定是剧烈地运动，也不一定是去健身房。日常的活动同样减肥，如果平日都没有增加什么活动，而仅仅依赖短时间的健身，即便是减了肥，还会因为停止健身运动而反弹回来的。

所以要逐渐增加日常的活动。减少久坐、减少开车，回顾一下自己日常生活中可以增加什么样的活动。

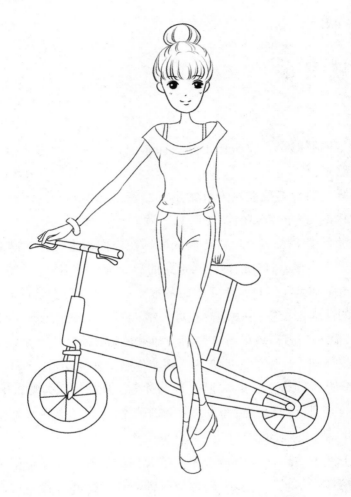

　　当然，并不反对抽出时间去运动，如果你没有思想准备，还是从身边的活动增加做起比较好。

　　运动的一个关键是：开始减肥的时候不要增加你认为是负担的运动，也不要感到不愉快。首先可以尝试低运动量的运动（如散步、逛街），如果你发现了运动的乐趣，再开始增加运动量。

　　或者等你已经通过其他方式取得一定的减肥效果，兴致高昂时，逐渐增加一些运动，辅助你继续减肥。

　　最好不要在减肥成绩不佳或平台期时等心情沮丧的情况下采取运动减肥，这也许会使你的心情更加沮丧，甚至影响整个减肥进程。

第42讲
会走就会减

只要是四肢健全，没有比走路更简单的运动了。因为从很小开始，我们就学习走路了。

我们所学的行走技能用于日常生活当然是绰绰有余的。但是在减肥中怎样走路，并不是人人皆知的。

甚至没有多少人认为走路还能减肥，在他们看来，要想减肥，就必须抽出时间跑步、跳绳、打球或健身。走路的运动量显然不够。

然而走路却是我们日常生活中的基本活动，只要我们是正常人，走路是我们最主要的活动，无论是在家里，在办公室，在路上。无论你是在出差，在旅行。

跑步、跳绳、打球或健身这些活动却只是见缝插针或者是短时间的活动，不能作为生活和工作中的主要方式，除非你是专业运动员。

运动减肥容易反弹很容易理解，因为你无法把运动作为常态化的生活方式。

所以与其研究如何通过短期运动减肥，倒不如学会在日常生活中，怎样利用日常生活中的运动减肥。

日常生活中的运动并不是指你经常看到的那些"尽量走楼梯""站着工作""多陪孩子活动""多去倒垃圾"等方式，这些方式是有利于减肥的，但是要件件记住，可以去做，也很琐碎和麻烦。

在趁着你有减肥热情的时候，用手机每日记录行走的步数是一个非常简单的方式。

只要你打开手机记录运动的小程序，手机就可以安安静静地记录每日的步数。把步数记录下来，看看你每天活动量有多大。

一般来说，日常的活动量如果不刻意去活动，每日平均步行在2000步左右。如果有意识地增加一些活动（如10～20分钟的散步），每日平均步数就可以达到3000步。这个3000步就可以作为你减肥的起点，根本没有必要花30分钟以上微微出汗或者花几千元办一张健身卡。

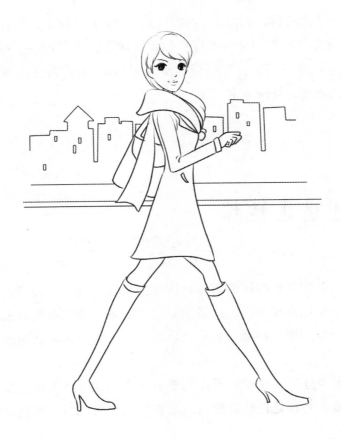

　　你无须对自己的活动量进行更多的关注，手机 APP 默默地记录你的一切。如果你没有达到 3000 步的基础活动量，出去散散步就够了。

　　还有的情况是，你的日常活动量已经达到或超出 3000 步，如果你乐意，你可以向每日 5000 步迈进。如果你不想增加运动，等你通过饮食调整取得前期减肥成果后再增加步数也来得及。

　　当你觉得每日 3000 步不是什么难事之后，你可以增加自己的步数 5000 步，不要为了迅速减肥一下子增加到 6000 步或更多，那会让你累到自己的，一旦疲惫，积极性下降，得不偿失。

　　在活动减肥期间，最好不要强迫自己为了减肥去剧烈活动，除非你真的喜欢这些运动（如跳绳、打球和健身等）。也不要让这些活动替代你的步行，这些活动只能作为生活的点缀，永远不能代替你的日常活动。

在经过 1 ～ 2 个月的步行之后，也许你已经爱上了行走，发现了步行的乐趣，你同时也会发现你的生活态度更加积极向上，为了进一步减肥，只要你不疲惫，你可以寻找机会，继续增加步数到 8000 步或 10 000 步，你就会发现你又向新的减肥目标迈进了。

第 43 讲
乘电梯还是走楼梯

在地铁，我很喜欢观察那些出入地铁和换乘地铁的人。列车进站后，总是有许多人匆匆忙忙挤出车门，准备出站或去换乘，熙熙攘攘的人流就会分成两部分，一部分人慢吞吞地等着乘电梯，而另一部分人则快速地沿楼梯台阶前行。

如果不是因为过于劳累或者手提沉重的行李，这两类人群就显示了两种不同的生活态度，一种是性情急躁的或是积极向上的，另一种则是休闲的或是慵懒拖沓的。

有人尽管要迟到了或者是约会的时间到了，也同样会乘电梯慢吞吞地上去，他们可能认为，反正已经迟到了，索性就慢一点吧，我不想太累，我讨厌气喘，生活真是辛苦。

那些尽管还有充裕的时间却仍然冲向楼梯的人，他们可能认为，我要抓紧时间，我要多运动，我是有精力的，我热爱生活。

结果常常发现，气喘吁吁的人可能不是从楼梯跑上来的人，反而是那些经常乘电梯的人，沉重的步伐拖着疲惫的身子。

虽然走一次楼梯并不能说明什么，走一次楼梯也无法减肥，但是多次走楼梯肯定会比乘电梯要消耗更多的能量。

喜欢走楼梯的人，在日常生活中也往往是积极向上的人，他们行动快捷，性格开朗，做事麻利。日常活动显然要多于喜欢乘电梯的人。

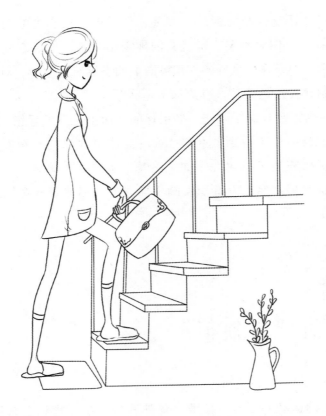

仔细观察体形较瘦的人也可以看出，他们喜欢动，不喜欢静，不知不觉也就消耗了更多的能量。要想成为他们那样身材的人，就要学习他们那种活动方式，至少在减肥时去这样做。

减肥的人在准备运动时总会在思想上有着种种障碍，所以不愿意运动。或许过去曾经运动减肥过，但没有减肥效果。其实，单纯运动的确是难以减肥的，减肥需要综合多种方式进行。

在运动方面退却，为自己找借口的人也大有人在，太忙了，实在没有时间。是呀，减肥又不是必须的，何况运动总是带来辛苦，得过且过吧。

一想到运动，就会想到浑身流汗，运动后全身酸痛，因此，想到运动就厌烦，也就不想运动了。

要承认运动减肥是很苦的，也是很脏很累的。如果没有督促和鼓励，的确是很难坚持下来的。

实际上，在运动减肥的背后，关键还是一个生活态度的问题。有人说，生活是一面镜子，你对她笑，她就会向你露出笑脸；你对它哭，她只能回报你沮丧的心情。如果你以良好的、积极向上的态度对待生活，对待你的身体，其实无论控制饮食还是运动，应该都不是问题。

积极的生活态度有助于减肥。如果你的生活中充满了埋怨、痛苦、抑郁、贪念，你就只会关注于得到、索取，你的身体也同样会不断索取能量摄入。如果你的生活中充满了感谢、尊重、积极，你的身体就会逐渐地积极代谢，提高消耗能量水平。你还没有积极的生活态度，那就要有意识地培养自己积极的生活态度。

第 44 讲
动起来的 "附加值"

减肥所需的运动并不是一定要汗流浃背的。虽然理论上来说，要达到消耗脂肪的运动量，时间上一定要 30 分钟以上，最好是微微出汗为好。

研究显示，坚持体育运动，每次采取 30 分钟以上的有氧运动，的确能不断地消耗由脂肪氧化提供的热量，减轻高脂饮食造成的脂肪正平衡，抑制过度饮食造成的脂肪细胞体积增加。

如果是单单为了 30 分钟后消耗脂肪而运动，那也未免过于急功近利，甚至低估了运动的价值了。脂肪消耗可不是三两天就能看出来的，你也无法运动 30 分钟后测量一下是否脂肪减少了。

一般来说，运动结束后，仍然能够感觉到身体发热，隔一段时间才能正常，接下来的时间人也变得有精神。

在长时间的运动中，人体的氧往往不够用的，运动会欠身体很多的"氧气"，许多体内尚未代谢完全的成分在运动停止后还要继续进行下去，体内脂肪酸和乳酸继续氧化、体内糖原储备的恢复都需要消耗能量，以及运动引起的内

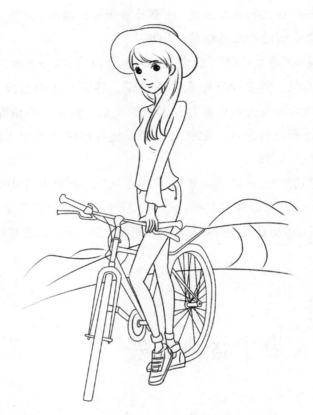

分泌变化、体温升高等因素均可使运动后的静息基础代谢率升高持续 2 ～ 10 小时及以上。也就是说当你运动后尽管躺在床上，与不运动相比，你也消耗了更多的能量。

　　运动医学研究发现，适度运动可以使体内瘦素浓度增加，从而抑制食欲。肥胖者进行适宜强度的运动后常发生正常的食欲降低，进食量下降。这样，你就不用为经常饥肠辘辘发愁了。

　　长期、规律的运动可使肌肉成分增加。对于以往不参加运动者，增加运动量会使肌肉组织增加，对于有运动习惯者，肌肉组织的增加需要借助力量训练。运动可减少体脂，且增加肌肉组织成分。

　　此外，想象一下自己曾经在绿荫下散步活动的情景：你放松身心，摆动着胳膊，开始缓缓前行，短短几分钟后，你想增加点速度，你的心脏搏动开始加快，有更多的血液流入大脑，大脑的循环血量增加，你的代谢速度加快，体内释放某些有活力的神经递质,而不是紧张神经递质。在坚持散步的几周后,体内许多提高情绪的物质活性就会增加。

我们经常说"心宽体胖",认为肥胖的人较快乐,这一说法纯属人们的想象,与事实根本不符。其实肥胖的人并不快乐,特别是压力造成的肥胖。肥胖与抑郁症和其他情绪性失调症都有着密切的关系。西雅图的研究人员对9000多名成年人进行研究后发现,肥胖者患抑郁症等情绪失调和焦虑疾病的比例要比正常体重的人多25%以上。

因此,在减肥中让自己动起来,不单单是急功近利地为了30分钟后减掉脂肪,更重要的是,运动可以提高基础代谢率,让你在分分秒秒甚至不运动时也能多消耗一些能量。运动还能使你放松心情,积极生活,减少负面情绪对饮食的影响。

第45讲
当心饮食毁了运动成果

不要以为你运动了就有资格大吃一顿。运动的确能够消耗能量,但是大多数运动消耗的热量,无法匹敌一根油条或一个汉堡,甚至一瓶饮料的热量。如果你已经走了1.5小时,或者跑步1小时,只需1碗白米饭就足以抵消你的运动消耗。如果你游泳1小时,也只需要2听可乐抵消。

反过来,如果你要消耗1根油条,你就得走13 568步才能消耗掉,1个巨无霸汉堡(600千卡)+1杯可乐(210千卡)需要步行2.5小时(10英里),而吃1粒花生需要跑步400米。

一般人在减肥时还是比较注意饮食的,但是往往在开始运动的时候,思想上有所懈怠,稍微一放纵,就有可能前功尽弃。

人体其实是很吝惜能量消耗的。一有机会就会想方设法储存能量,而在消耗能量时则吝啬得要命。其实,这也怪不得身体,因为100%的食物都是我们决定吃下去的。

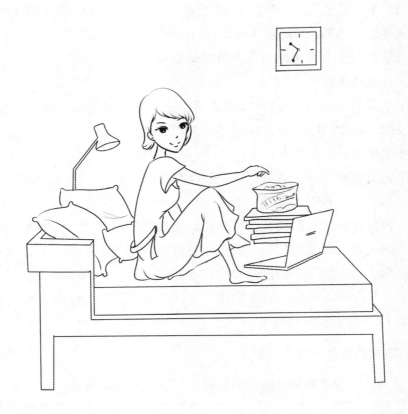

由于在大多数情况下，我们不是根据身体需要进食，而是根据我们的欲望进食，根据色、香、味进食，看着广告进食，轻而易举地多吃了很多东西。

身体利用储存的能量严格根据节俭原则，每 1 克糖类、蛋白质、脂肪的利用都是最大化的，而且有严格的顺序，正常情况下绝不会产生浪费。

身体不会受到外在的诱惑胡乱消耗能量，你也无法下令让身体快快消耗能量。在大多数情况下，人们对能量的消耗无法随心所欲地调节。

运动消耗能量也是按照身体的既定程序完成的，先是糖类，然后是脂肪，最后是蛋白质。也就是说，如果你希望消耗脂肪，首先需要把糖消耗掉。

如果你在运动过程中，仍然摄入大量的糖类，比如一听可乐饮料，身体将不再动员脂肪。就好像你购物后又捡到了大量的现金，当然不会去银行动用存款一个道理。

这次真能瘦下来

　　长期以来人们坚信：坚持运动，体重就会下降。特别是一些运动减肥机构，片面地宣传运动减肥，却忽略了对饮食的控制，结果事倍功半。

　　英国格拉斯哥大学生物与生命科学研究所做的相关研究也证明：单纯靠运动，无法减轻体重。

　　美国明尼苏达大学的调查数据表明：美国参加健身俱乐部的人数，从1993年的2300万，增加到2009年的4500万以上。2009年，美国人每年至少花费190亿美元在健身上。

　　而据美国政府统计，同期肥胖人数也在大幅增加。2009年，美国人口中有1/3的人肥胖，还有1/3超重。

　　这些数据表明，人们只看到了运动对热量消耗的作用，而普遍忽视了对热量摄入的关注。在美国，很多女士去健身房首先要带上一个运动饮料，约150千卡，而一般她们去健身房消耗的卡路里还不足150千卡。

　　因此，不进行饮食控制的运动往往对减重没有帮助，反而有可能会增加体重，毁了运动减肥的成果。

　　附：常见高能高脂食品的能量计步

常见高能高脂食品的能量与消耗所需运动量

食物名称（克）	能量（千卡）	活动量（千步）
油条（100)	423.8	13.5
薯条 (102)	304	9.7
冰激凌（85)	179	5.7
鸡腿汉堡（196)	568	18.2
比萨饼（100)	235	7.5
鸡肉卷（180)	455.4	14.6

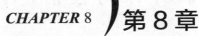

CHAPTER 8 第 8 章

别让健康成为
你减肥的障碍

第46讲
为什么喝口凉水也长胖
——认识身体的性格：体质

同样是少吃多运动，我们看到有些人很容易就瘦下去，有些人是不管如何少吃，体重就是不下降，属于那种"喝口凉水也长胖"的人。

也可以看到有些人不管如何吃，身上也不会长肉，虽然令减肥者羡慕不已，但自身也为不长肉而烦恼。

人和人是有差异的，除了人的能力差异之外，人在对外界的反应方面也有差异。如有的人怕热，有的人怕冷；有的人开朗，有的人内向。所以才会有"喝口凉水也长胖"的人和如何吃也不会长肉的人。

不同的个体在形质、功能、心理上又存在着各自的特殊性，这种个体在生理、心理和形质的特性便称之为体质。

从根本上来说，人的个体差异是由先天父母的遗传决定的，不同个体的体质特征分别具有各自不同的遗传背景，这种遗传背景所决定的体质差异，是维持个体体质特征相对稳定性的一个重要条件。

同时，体质也受后天的影响而变化，包括长大成人的过程中，饮食习惯、社会发展、地理环境、工作环境等，从而导致了每个人与众不同的体质特征。

体质有很多不同的分类方式，自古以来东、西方都有相应的理论学说来讲述，2500年前，古希腊著名哲学家希波克拉底根据长期的观察，将人划分为胆汁质、多血质、黏液质和抑郁质四种体质。

1. 多血质

血液占优势，表现为见异思迁，神经系统坚强，感觉和行动都是均衡的，活泼好动善于交际，能适应各种情况，常容易做出妥协。

2. 抑郁质

黑胆汁占优势，表现为多愁善感，神经系统比较敏感，抑制性较强，固执而容易生气，不善交际，不能经受长期的紧张工作。

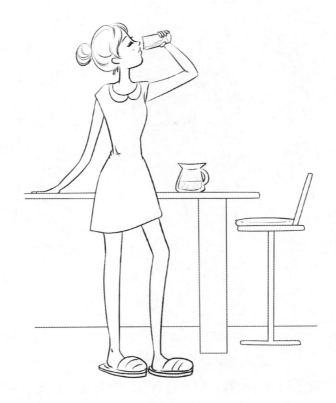

3. 胆汁质

黄胆汁占优势，表现为性情急躁，神经系统坚强。不怕困难，缺乏自制能力，缺乏持久而有系统地进行工作的能力。

4. 黏液质

黏液占优势，表现为性情孤僻，感觉和行动都是均衡的，表情不显于色，感情稳定，反应迟钝，难以适应生活条件的改变，工作埋头苦干。

希波克拉底的这些论述，是直观地对外部表象和宏观的体貌特征、行为心理进行的描述分类。从肥胖的角度来看，这些行为心理也必然影响着人们的饮食和运动行为。

法国形态学派把体质分为呼吸型、消化型、肌肉型和脑型。从形体上来看，肌肉型和消化型形体偏胖，脑型偏瘦。

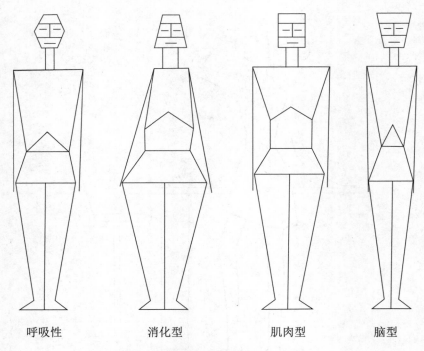

呼吸性　　　　消化型　　　　肌肉型　　　　脑型

法国形态学学派分型图解（Roslan）

传统医学《黄帝内经》中有阴阳五行分类、阴阳太少分类、禀赋勇怯分类、体质肥瘦分类等不同的体质分类方式。近年来，根据中医学的理论和西方医学相结合，我国研究人员经过大量的调查研究，将人体划分为九大体质，即平和质、阴虚质、阳虚质、痰湿质、湿热质、气虚质、瘀血质、气郁质、特禀质九种，比较全面地概括了国人常见的体质类型。不同体质的人"吃多动少"都有可能出现肥胖，但是有几种体质的人本身就比较容易肥胖，所以同样是"吃多动少"，具有肥胖体质的人当然更容易发胖了。容易发胖的体质包括阳虚质、痰湿质、湿热质和气郁质。

1. 阳虚质

如果你肥胖而且怕冷，特别是身体怕冷，体质就可能是阳虚质。阳虚质的人女性占大多数，冬天自不必说需要全副武装，穿棉衣还会觉得冷得不行，夏天在空调房也感到非常难过。每天萎靡不振没有精神，或者感到腰酸腿软，夜间小便偏多，粪便不成形。这种体质，是因为体内阳气不足，整个身体功能下降，仿佛是电力不足一样。

2. 痰湿质

最典型的就是"啤酒肚"的男性。中医学把体内代谢不掉的一些产物叫做"痰湿"。痰湿是一些废物，本来应该排出体外，但是由于内脏功能下降，积聚在体内，体形看起来比较胖，积聚到腹部就形成腹部肥胖。痰湿质的人还有疲倦乏力，喜欢睡觉，粪便不成形等症状。这是因为体内代谢废物过多，以至于堵塞了体内许多的"交通要道"造成的。

3. 湿热质

有些人身体看上去很壮实，吃饭时胃口也特别大，但是很容易饿，中医叫做"消谷善饥"，同时还有喜欢喝水、口中有味道、粪便比较干结或不爽的现象。另外，这种体质的人喜欢吃辣，而且很容易有"青春痘"。

4. 气郁质

气郁质的人每天郁郁寡欢。人在遇到不顺利的时候情绪郁闷也很正常，但是很快就通过各种方式排解掉了。气郁质的人很难控制自己的情绪，要么自己一直生闷气，要么怒气冲天，情绪极不稳定。因为生气，导致体内"气"的郁积，连血液循环也会受到影响，出现身体各种疼痛现象。很显然，气的郁积也会导致体内一些代谢产物很难排出体外，于是积聚在体内形成肥胖。

如果你的体质属于这样四种体质之一，相对于其他体质来说就比较容易形成肥胖。从减肥人群中来看，阳虚质的人以 35 岁以上的女性为多，痰湿质的人多为中年或老年男性，湿热质的人多为年轻人，而气郁质的人多为 40—50 岁处于更年期的女性。

体质的划分是对人体生理特征的大致的概括，有些人很难分辨其体质类型，如有的减肥者可能出现既怕热又怕冷的现象，或者手足冷的同时又经常有口腔溃疡或青春痘。这就需要找专业的医生对体质进行专业鉴别。了解了自己的体质，才能根据自己的体质选择饮食种类和进行减肥，或者在改善体质的基础上进行减肥。肥胖可能是体质的原因，改善个人的体质才有可能减肥，否则"喝口凉水也会胖"。

第47讲
别让健康成为你减肥的障碍

"管不住嘴，迈不开腿"是减肥困难的常见原因，但并不是唯一的原因。如果在饮食方面已经做到了营养均衡，适量摄入，而且有一定的运动量，仍然看不到减肥的成绩，就应该考虑是否是因为身体健康的原因了。

大多数人了解肥胖可以影响身体健康，导致各种疾病，例如糖尿病、心血管疾病、胆囊炎和脑血管病等，却很少知道如果身体健康有问题也会导致肥胖和减肥困难。

目前已经明确某些疾病是导致肥胖的原因，例如皮质醇增多症、甲状腺功能减退和多囊卵巢综合征，这类肥胖称作继发性肥胖，是有病因可查的肥胖。继发性肥胖占肥胖的比例仅为2%～5%。根据引起肥胖的原因，又可将继发性肥胖分为下丘脑性肥胖、垂体性肥胖、甲状腺功能减退性肥胖、库欣综合征导致的肥胖、性腺功能减退性肥胖等，分别因下丘脑、垂体、甲状腺、肾上腺和性腺疾病而致。

如果你不幸是继发性肥胖，就必须积极治疗原发疾病，才有可能达到减肥的目的。虽然你只是希望减掉一些赘肉，但这些赘肉和原发疾病有着密切的关系。

有些疾病，例如多囊卵巢综合征和肥胖可能存在"先有鸡，先有蛋"的两难问题。减肥门诊告诉你要先治疗疾病再考虑减肥，妇科医生可能告诉你要先减肥才能治好多囊卵巢综合征。

所幸的是，在有减肥需求的人群中，绝大多数都是单纯性肥胖。特别是那些根本达不到肥胖标准的人群或者仅仅是局部有些赘肉的人。

虽然没有导致肥胖的原发疾病，但是不可忽略有些亚健康问题可能会成为你的减肥障碍。这些问题包括便秘、失眠、月经不调和抑郁焦虑等情绪问题，或者影响你的饮食摄入，或者影响排泄，或者影响你的内分泌系统。

便秘造成肥胖并不难理解。一个人吃得多而排泄少，当然会形成肥胖。便秘的表现为排便次数减少，每2～3天甚至1周1次，无规律性。有人粪

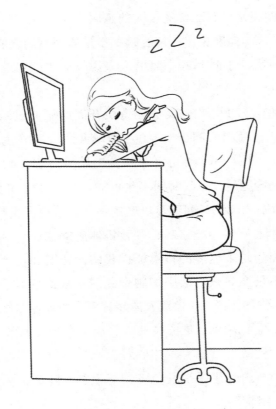

质干硬或干燥，或呈羊粪状。排便困难，用很大力，很长时间排不出来。腹胀、嗳气、发作性下腹痛、排气多、下腹部痉挛性疼痛、下坠感等。

便秘主要和饮食精细缺乏膳食纤维有关，目前人们以精米、细粮、白面、肉类、方便面等之类的食物为主食，含膳食纤维的食物摄入偏少，就容易导致便秘。

膳食纤维大部分不被肠道消化吸收，是粪便形成的物质基础，可以增加粪便重量和容积，增加其对消化道的生理刺激作用，促进肠蠕动，增加直肠的便意感。膳食纤维有很强的吸水能力，可明显增加粪团的体积，软化粪便，同时促进消化道的蠕动，促使粪便排出。如果缺乏膳食纤维，当然就会发生便秘。

所以，对于有便秘的人来说，如果不解决便秘问题，"只进不出"，当然减肥是有困难的。

除了便秘之外，睡眠不好也是难以减肥的原因之一。美国的一项大规模研究发现，睡眠不足和肥胖有很大的关系。纽约圣卢克罗斯福医院和哥伦比

这次真能瘦下来

亚大学的专家调查了 1.8 万名成年人的睡眠情况发现，人一般需要每天睡眠 7～9 小时，与这一标准相比，每晚睡眠不足 4 小时的人肥胖的可能性要高出 73%，对平均睡眠 5 小时和 6 小时的人来说，肥胖的可能性分别高出了 50% 和 23%。

一项在上海市 1311 名 3—4 岁儿童中开展的研究显示，与每天睡眠 11.0 小时的儿童相比，睡眠时间少于 9.0 小时的儿童肥胖发生风险增加 4.76 倍，睡眠时间为 9.0～9.4 小时的儿童肥胖发生风险增加 3.42 倍。无论是成年人还是儿童的研究均提示，睡眠时间不足可能是肥胖发生和发展的危险因素。

不规律的睡眠或睡眠时间不足可使生物节律系统即生物钟功能紊乱，进而引起机体神经体液调节功能紊乱，导致机体肥胖或产生其他代谢障碍。参与研究的专家指出，越来越多的科学证据表明，睡眠和管理进食的多种神经功能有关，睡眠不足会导致血液中抑制食欲的"瘦素"水平下降，这可能会影响大脑对是否吃饱的判断，并导致人体多分泌一种刺激食欲的激素"Ghrelin"。

此外，长期睡眠时间不足还会使下丘脑的促肾上腺皮质激素释放因子类神经核团兴奋，激活下丘脑－垂体－肾上腺皮质轴，引起慢性应激反应，导致自主神经活动、内分泌系统及免疫功能损害。睡眠在体内代谢和内分泌调节中发挥重要作用。

因此，对于部分肥胖者来说，为他们开出的新药方应该是"多睡一些觉"，否则也无法达到减肥的目的。

一般认为，工作紧张生活辛劳的人应该是身体消耗比较大，饮食又不规律，应该是表现为身体瘦弱的，但是实际情况并非如此。有很多人工作辛苦反而显示出体态肥胖，这种现代社会中的慢性疲劳综合征并非少见。

慢性疲劳综合征是现代高效快节奏生活方式下出现的一组以长期极度疲劳（包括体力疲劳和脑力疲劳）为主要突出表现的全身性症候群。

除了疲劳之外，还可伴有头晕、头痛、失眠、健忘、低热、肌肉关节疼痛和多种神经精神症状，慢性疲劳综合征与长期过度劳累（包括脑力和体力）、饮食生活不规律、工作压力和心理压力过大等精神环境因素及应激等造成的神经、内分泌免疫消化循环、运动等系统的功能紊乱关系密切。

如果患有慢性疲劳综合征，而不采取任何措施，仅仅通过饮食控制和运动也不容易减肥。即便是通过控制饮食减去一些体重，但是身体存在神经、内分泌免疫、消化、循环、运动等系统的功能紊乱，也非常容易反弹。

胃口很大，也就是食欲异常也许算不上什么疾病。可是过分亢进的食欲的确是难以减肥的原因。食欲偏大当然会导致摄入过多，形成肥胖，在减肥过程中，亢进的食欲也是一个主要的"拦路虎"。

即便是身体不需要那么多的热量，但是仍然觉得吃得不够，或者吃很多才能感到有饱腹感。

在人的大脑中存在促进食欲的摄食中枢（饥饿中枢）和抑制食欲的抑制中枢（饱食中枢），直接调节机体的摄食行为。外周分泌的食欲调节信号如瘦素等，能够穿过血–脑屏障到达饥饿及饱食中枢，并作用于这两个中枢而发挥作用。如果大脑中枢调节异常或者外周激素水平异常，也会影响减肥效果。

便秘问题、失眠问题、食欲问题和慢性疲劳综合征问题虽然不是导致肥胖的主要原因，但是都和能否成功减肥有密切的关系。要想成功减肥，就必须同时解决这些亚健康问题。如果你在减肥中收效甚微，甚至发出"喝口凉水也长胖"的感慨，应该看看是否是这些亚健康问题影响了你的减肥计划。

对于这些所谓的亚健康问题，现代医学还无法提供有效的药物，或者没有必要通过药物去改善。传统医学在亚健康方面则具有无可比拟的优势，传统医学不仅可以达到调理健康的目的，而且可以消除身体脂肪，从而有助于顺利实施减肥计划。

第 48 讲
2000 年前的肥人：从中医学角度看肥胖

虽然经常说肥胖是现代文明社会的产物，或者说是现代文明病，其实早在 2000 年前的古代医书《黄帝内经》上早就有详细的记载和论述了。

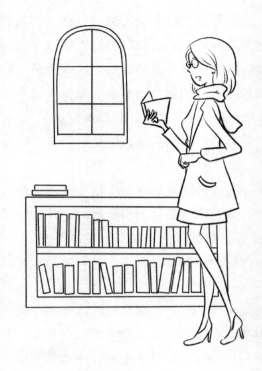

　　在这本书中，有个叫伯高的医生提到有三种表现为肥胖的人：分别是膏人、肉人和脂人。那么，怎么区分这三种人呢？伯高说："肉坚，皮满者，脂。肉不坚，皮缓者，膏。皮肉不相离者，肉。"也就是说，肌肉紧实皮肤紧绷的人为脂人；如果肌肉不紧实而皮肤又松弛的人就称之为膏人；摸上去皮肤和肌肉连接比较紧的人就称之为肉人。

　　为什么会有这么三种人呢？伯高又进一步解释说，这是每个人气血多少和质地不同决定的，膏人的气比较多，所以表现为皮肤比较松弛，肌肉按上去比较软，甚至肥胖的部位有些下垂，相当于我们经常说的肥肉比较明显的胖子，无论是腹部还是四肢甚至脸蛋儿都胖嘟嘟的；肉人是因为血比较多，充满整个形体，所以表现为形体比较大，这样的人一般肥胖而强壮，上下均肥，皮肉结实，非常有精神。

　　肉人肥胖实际上并不是脂肪之肥，而是以肌肉较多为主；脂人是由于血比较清而气滑少，虽然也算得上肥胖，但形体匀称，体形协调，没有身体某一部位的比例特别过大。

除了膏人、肉人和脂人之外，伯高还提到了"众人"，也就是算不上肥胖和消瘦的正常人，正常人皮肤、肌肉和皮下的脂膏都是不多不少，气血适中，所以表现为形体不小不大，比例协调，体重正常。

现代医学一般根据人的身高体重把肥胖分成标准体重、超重和肥胖三大类。

从肥胖分类来看，膏人应当相当于中度甚至重度肥胖的人：从体形上来看，与现代医学的腹型肥胖类型相同。在古代，膏人常见于"堆金积玉，腹若悬箕"的尊荣富逸之士。这些人平素营养充分甚至过量，而体力活动较少，与现代一些典型的啤酒肚肥胖较为相似。

肉人体内脂肪含量并不超过正常体脂含量，多见于一些体格健壮的运动员。这些人体重超过正常人一般是先天因素或后天锻炼造成体内肌肉比一般人发达所致，由于体脂比例不高，从健康角度来说对身体影响并不大，一般算不上医学上所说的肥胖。但从形体美的要求出发，这一类要求减肥的人也有不少。

如果粗略地把膏人看作是符合肥胖标准同时脂肪比例偏高的人，把肉人看作符合肥胖标准、肌肉比例偏高的人，那么脂人就属于符合肥胖标准而脂肪和肌肉比较适中的人。从体形上来看，脂人有一定的膏脂，但这些膏脂均匀地分布在皮下，而不是集中在腹部，或者是四肢等局部，大体相当于现代医学上所说的"均一性肥胖"。

在《黄帝内经》时代，人们对于肥胖可能并不是从审美的角度上考虑的。与现代医学一样，《黄帝内经》指出了肥胖的人可能容易发生某种类型的疾病。其中有一篇论述叫做《通评虚实论》，说"凡治消瘅、仆击、偏枯、痿厥、气满发逆、肥贵人，则高粱之疾也"。也就是说肥胖而富贵的人由于偏嗜肉食厚味，所以容易患糖尿病（消瘅）、卒中（仆击、偏枯）、痿厥、喘逆等一类的疾病，这和现代医学认识是一致的。

第49讲
从中医学角度认识人体结构

就像想知道一台机器为什么有故障要看看说明书一样，要从中医学的角度了解肥胖，必须从中医学认识的人体结构谈起。我们先看看人体的结构是怎样的，再看看肥胖是怎样形成的。

中医学看人和现代医学有很大的不同，虽然中医学也讲肝心脾肺肾，但是和现代医学上的肝心脾肺肾是完全不同的两个概念。更何况中医学还有现代医学根本看不到也无法用神经血管来解释的经络系统。

中医学的发展不是依赖什么科学仪器观察，更多的是根据古人对自然生命活动现象的认识来研究人体的。不仅如此，人在中医学中也不是独立的人，而是和自然界融为一体的人，所以有"天人合一"的概念，也就是说人体的生命活动、疾病的发生和天文地理气候变化都有密切的关系。

在中医学里对于人体结构的描述有一个非常有意思的概念叫做"藏象"。什么是藏象呢？就像我们看电视一样，我们看到的是一幅幅连续的画面，这些画面实际上是电视机里面显像管和电路系统工作的结果。对于人体来说，藏，就是指藏于人体内的内脏，包括肝心脾肺肾，也就是相当于电视内部的电路系统和显像管；象，就是指表现于外的生理、病理现象，类似于电视画面。那些连接各个电子元件的导线就相当于我们所说的经络，依赖于各个内脏的正常活动和经络的正常传导，我们的身体才能正常工作。

电视机的设计、安装、使用有一定的程序和理论，人体结构和生命活动也有一套完整的理论，这就是藏象学说。与电视机不同的是，电视先有理论然后才一点点发明出来，而人是自然的产物，加上古代解剖学不如现在精细，只能通过对人体生理、病理现象的观察，判断人体各个脏腑的生理功能和彼此之间的相互关系，最后再用病理变化及临床实践进行验证和优化，逐渐形成藏象学说。

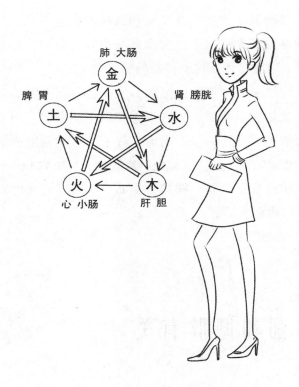

藏象学说体系是什么呢？在组织结构上，这个体系以五脏为其核心成员，也就是肝、心、脾、肺、肾，也可以说是分成了五个大组，每一组又配备一个助手，叫做腑，也就是胆、小肠、胃、大肠、膀胱。还有一个腑，叫做三焦，共有六个腑。另外还有一些附件被称为奇恒之腑，包括脑、髓、骨、脉、女子胞（子宫），胆也是其中的一员，就像兼职一样。

如果单纯只有五脏六腑、奇恒之腑这些散乱的"电子元器件"，肯定无法工作。还必须有一些"导线"把它们联系起来，使这些脏腑彼此协调相互支持，才能工作，这些导线就是经络。

好了，有了五脏六腑"元器件"和经络"导线"，就可以准备工作了。对于一台电视机来说，还需要两个要素，那就是电视信号和电流。在我们人体中相当于气和血。只有气和血不停地在我们体内流动，我们才能看到外在的生命现象。

古人就是通过看到我们生命活动的现象来推测我们内在结构的。更多的情况是，根据病理现象来推测内在结构和彼此的相互关系。我们常说"患难见真情"，也就是说正常情况下，大家你好我好，不知道是否有真正的友好关系，一旦出现了问题，才能检验彼此的感情究竟怎样。

大家看电视的时候，在正常情况下一般不会打开电视后盖瞧瞧，如果出现了画面异常，比如有雪花了，也许很想知道里面是怎么回事，但又没有专业知识打开，可能拍了几下后盖，画面又好了，可能判断内部接触不良。如果色彩没了，有略微知道一些"三原色"原理的，可能判断显像管出了问题。这和古人观察人体内在活动是一样的，是通过不断观察病理现象和治疗效果来推测人体内部结构和活动的。

第50讲
五脏六腑都和肥胖有关

古人除了通过外在生命和疾病现象来推断人体内部结构外，在解剖上也是做过一些努力的。

《黄帝内经》的《灵枢·经脉》中有一段详细的解剖学观察："夫八尺之士，其死可解剖而视之。脏之坚脆，腑之大小，谷之多少，脉之长短，气之多少，十二经络多血少气，皆有大数。"也就是说古人曾经有进行过尸体解剖，而且对脏腑的软硬程度、大小、甚至血脉经络的长短、气血的多少都是很清楚的。

前面把肥胖分为膏人、脂人和肉人的名医伯高，就描述过进行人体解剖的结果，他测量过人体各部位骨骼标准尺度，并以此计算经脉的长短，向黄帝详细讲述了人体各消化器官的大小、长短、部位和容量，令人惊奇的是，他提出的消化道与食管长度的比例数同现代解剖学得出的结论基本相等。

单纯地进行尸体解剖当然无法发现脏腑内在的功能联系，甚至有可能连脏腑有什么作用也不知道，就好像给你一块集成电路板，你都不知道它是用来放大信号的还是稳定电压的。

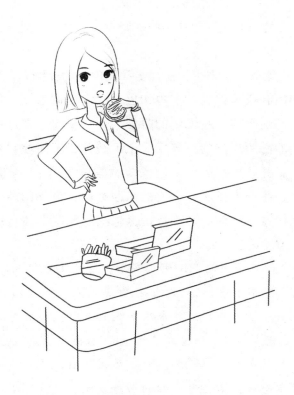

　　如果不打开人体，单纯从外面推测，也根本无法知道内部大体的结构组成，所以只有具备一定的解剖基础，再加上对现象的观察才能得出关于人体生命活动更加精确的论述。藏象学说就是解剖与外在生命活动观察的完美结合。

　　现代医学认为，肥胖主要是因为吃得太多，脂肪不断在皮下和内脏里堆积。但在中医学看来，就不是这么简单，既然出现了大量的脂肪堆积，甚至超过了生命活动的需要，成了容易患各种疾病的"膏人"，身体内部的五脏六腑不是有责任，就是受到连累。让我们来看看这些脏腑的功能是什么和肥胖又有什么关系吧。

1. 管不住嘴巴主要和"心"有关

　　我们经常说"心想"，是说心除了推动血液循环之外还和我们的意识思维活动关系密切，有人说这和现代医学所说的大脑主管思维有些不一致，这是把解剖上的心当作藏象学说中的心了。现在看来，藏象学说中的心包括了解剖学上的脑的一部分功能。所以中医学经常说"心"，不大常说"心脏"，主要是指功能而言的，下面讲的肝心脾肺肾也是一样。心是神志活动的根本，主宰精神活动。

我们每天想吃什么，吃多少，往往受我们内心的控制。看到美味的食物，总是令人动心，还有很多促销的广告，也往往令我们心动，虽然心想减肥，但是压抑不住内心的欲望，在无聊的时候，也会想起来吃点什么。这些思维方式都是由我们的心所决定的。若反应意识较差，不能控制食欲，造成大量摄入，就形成了肥胖。现在的餐馆生意真的是非常好，只要是有点特色的，总是坐满了顾客，还有人排队。在吃的东西方面，也都朝辣、炸、甜方面不断发展，而且吃得越来越新、奇、特，也越吃越控制不住自己的嘴巴，这都是心主神志的功能较差造成的。

张小姐是一个外资公司的 HR 部门经理，身高160厘米，体重75千克，形体肥胖，乏力，思想不集中，记忆力减退。她最喜欢吃的食物就是油炸小龙虾，每周总要和朋友去吃 3～4 次，她每次要吃约 500 克，而且喜欢特辣，她说不知道为什么自己就是喜欢，好像成了瘾一样，如果1周不去，就想吃得不行。她也想过减肥，可总是败给小龙虾。所以屡减屡败，屡减屡肥。对于张小姐的肥胖，在中医学而言，主要考虑心的功能发生了异常。心者，君主之官，也就是说心是人体生命活动的中心，吃东西可以获得满足感，也是生理心理的一种需要，本来这种满足感是一种积极的正常的情志反应。但是，她长期大量食用一种性味偏颇的食物，久而久之，心理就越来越饥渴，越来越希望获得更多的满足感，不仅摄入大量的油脂和能量，也深深地伤害了主神明的心，从而出现思维紊乱，记忆力减退等症状。

心在血液循环方面承担着重要职责，也叫做心主血。血管和心脏联系在一起形成一个相对密闭的管道体系，心脏搏动，推动血液在血管中流行不止，不断循环，发挥其运输营养物质和氧气，运送代谢产物等功能，以保证生命活动的正常进行。如果心无力推动血液运行，就可能形成淤血性肥胖，淤血性肥胖一般可以见到肥胖伴有舌头发暗，或有瘀斑、瘀点。还有些肥胖的人肌肉比较松弛，头晕眼花，乏力，月经推迟或不调等，为血虚或心血不足性肥胖。如果有各种与血的运行有关的症状及与精神有关的症状均需要配合心的功能调整。这些症状主要包括面色苍白或无华、心悸、心烦、健忘、失眠、多梦、眩晕、唇舌色淡、精神抑郁等。

2. 上半身胖主要与"肺"有关

我们描述一个人的强壮时，有一个成语，叫作"虎背熊腰"。对于男性来说，这是男子汉的象征，对于女性来说，这就是个影响美丽的大问题。有位女士身高 160 厘米，体重 110 千克，令她特别苦恼的是背上的肉很多很厚，无论节食还是运动，都拿这块肉没有办法。在中医学看来，上半身属于上焦部分，主要与心肺功能有关，肺负责呼吸，还主全身之气的出入和上升下降。肺的呼吸运动，就是气的升降出入运动的体现，肺有节律地一呼一吸，对全身之气的升降出入起着重要的调节作用。

除了负责气的出入升降外，肺的功能还包括通调水道。什么是水道呢？我们身体内有很多的水液，这些水液也像血一样，不断地在体内流通。肺主通调水道，是指肺对水液向全身输布和排泄的功能，即疏通和调节作用。如果肺通调水道功能障碍，不能正常疏通和排泄，就会引起上焦（上半身）壅塞，大量的水湿、痰瘀、脂质等偏走于皮毛腠理而形成背部肥胖。一般来说，肥胖部位在前胸和后背，呈桶状胸肥胖，与肺的通调水道功能失调有关。肥胖反过来也影响肺的功能。肥胖者因体重增加需要更多的氧，但肺不能随之而增加功能，同时肥胖者腹部脂肪堆积又限制了肺的呼吸运动，故可造成缺氧和呼吸困难。肥胖患者体重达到一定程度，就会出现呼吸短促、多汗、甚至夜间憋醒、呼吸暂停等低通气症状，这与肥胖者胸腹部脂肪的积累，横膈被抬高，胸廓运动受到限制，降低肺通气量，导致肺部换气受限有关。严重者易发生肥胖合并肺心综合征。

另外部分青少年肥胖由于皮脂腺分泌旺盛伴有面部痤疮，也可以通过宣肺清热进行治疗，因为"肺主皮毛"。

3. 饮食过度易伤"脾"

在说到消化的时候，我们经常说"脾胃"。其实脾和胃关系密切，但两者还是有分工不同的。胃就像仓库一样，所以《黄帝内经》上说胃是"仓廪之官"。一般认为能吃就是胃口大，吃饭没有多久就又开始饿了，吃饭时狼吞虎咽，一下子能吃很多的食物。这些食物都暂时储存在胃里，经过简单的处理，然后进一步进行消化和吸收。脾的作用就是把胃中的食物进一步处理，把有营养的东西，一方面消化吸收，另一方面运送到身体各个部位。所说的气和血都来自于脾，称之为"气血生化之源"。胃口大，从现代医学来讲可以分为食欲强和吃得多两方面，食欲与营养的消化、吸收与脾胃有直接的关系。在减肥中针对胃口大的情况，要重点调理脾胃。

除了消化吸收营养外，脾还担负着吸收、输布水液，防止水液在体内停滞的作用。水液之所以能布散至全身发挥其润养作用，也和脾有关。如果各种原因伤及脾，所吸收的营养和水液不能有效地分布到身体其他部位，留存在肌肤下面，日久就会变为痰饮浊脂。腹部是脾经所过的地方，肥胖表现为腹型肥胖。这种情况经常出现在一些饮食不节的男性，这类人应酬较多，饮酒过多，吃饭较快，过饱，同时还会出现脘腹胀满，粪便不成形或腹泻，此类患者虽然有腹泻症状，但是由于水湿积聚依然发胖，这都与脾的功能失调有关。

肥胖形成之后，一方面因身体肥胖不愿活动导致气虚，另一方面肥胖已成，膏脂内聚，气血津液无从化生，所以这类的肥胖常表现为虽吃得很多，食欲旺盛，但头身困倦、乏力、气短，活动后加重、嗜睡等。

4. 人体内的交通警察"肝"

如果把肝和社会职业相匹配的话，那么肝就相当于交通警察。如果城市里交通警察失职，那么交通将会乱作一团。肝的功能是主疏泄，调畅气机。肝可以使体内的气血运行通畅，不至于发生交通阻塞。如果肝的功能出现问题，不仅导致气血在体内运行不畅，水湿、津液停留不能排泄，而且也会影响其他脏腑（例如脾）的功能，导致肥胖。

此外，肝的功能还和人的情志活动有关。正常的情志活动，有赖于气血运行的正常。如果肝的功能正常，那么体内无郁积滞塞，组织所需物质的供应正常。如果长期精神抑郁，则肝气不舒畅，体内气的运行阻塞，甚至形成痰凝。

肝还有储藏血液和调节血量的生理功能。人卧则血归于肝，是说人在晚上休息的时候，血液就回到肝。肝具有调节血量的功能，肝对于调节人体各部分血量的分配，特别是对外周血量的调节，起着主要的作用。所以，肥胖患者常见月经不调，经期紊乱，量多或少，面色晦暗，重滞，或伴有面部色斑，体重随情志变化较大。

肥胖患者常伴有情志不舒，或急躁易怒，或心情不佳，以吃东西缓解压力，这些情绪问题在中医学认为都应从肝进行调理。

5. 先天性肥胖和"肾"有关

有两类肥胖和肾密切相关。一种肥胖是自幼肥胖，或者说是先天肥胖。中医学认为，肾为先天之本，主藏精，其所藏先天之精即为先天禀赋，而体形的胖瘦受先天禀赋的影响；另一种肥胖是和年龄增长相关的肥胖，因为肾内寄元阴元阳，也就是阳气的本原，也是代谢盛衰的根本。随着年龄的增长，肾阳逐渐衰弱，无以温煦机体，人体的各项生理功能减退，则全身的新陈代谢降低，消耗逐渐减少，如果饮食上没有相应地做出调整，体重的增加就难以避免。

在治疗方面，肥胖多有遗传倾向，对于先天性肥胖可以考虑从肾论治。其次若先天禀赋不足或久病之后，导致肾气不足，则肾主水液的功能失调，导致水湿内停，聚而生痰，也可发为肥胖。肥胖的形成也和内分泌有着相当密切的关系，女性肥胖患者往往伴有经期紊乱，表现为月经不调、痛经、闭经甚至不孕等症状，这都与肾的功能有关。

第 51 讲
此 "痰" 非彼 "痰"

肥胖的本质是脂肪过多，这不过只是现代医学的说法，按照传统医学的观念肥胖只是一种常见的体质或体形，并不算是一种疾病。

古代也没有"脂肪"的概念，在中医学中，脂肪相当于"痰"或"湿"，所以肥胖就是体内"痰湿"过多，减肥也就是去除"痰湿"的过程。

说到"痰"，首先使人想到咳出来的带有病菌的"痰"。肥胖所指的这种痰浊不是从肺或气管中咳出的分泌物，而是体内水液代谢不正常的产物。

肥胖者与痰湿关系密切。中医学认为肥胖是痰湿停聚的结果，痰湿在内与脾的功能有关，脾是喜燥恶湿的，如脾的功能降低，正常的水液不能够代谢，排泄得慢了就成为湿，进一步停留下来就成了病理产物"痰"，也可以笼统地认为是多余的脂肪。

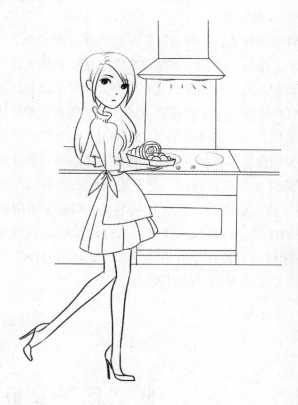

痰湿一方面与饮食生冷和油腻有关，也与久病有关。张仲景在《金匮要略》载："内湿，多因久病脾虚或饮食不节、贪食生冷、嗜饮酒类，损伤脾气，以至脾阳不振，运化失司，气化不利。"也就是说久病脾的功能降低，或者饮食方面没有节制，冷的东西吃得过多，都会损伤脾阳，没办法代谢水液了，就产生了湿。李东垣在《脾胃论》中也说："油腻厚味，滋生痰涎"，肥腻的东西吃多了，也会产生大量的"痰"。

痰湿内盛是肥胖者的主要特征。先天禀赋是痰湿体质形成的物质基础，是维持痰湿体质相对稳定的内在因素。饮食起居失常则是痰湿体质后天形成的主要因素，尤其高能量饮食、低运动水平是肥胖者后天痰湿体质形成的主要原因。

先天遗传获得的痰湿体质，其表现形式多有显性与隐性两种，显性者在体型、肤色、神态、性情方面有明显的特征；隐性者平时则无明显的表现，其特征只能通过相关疾病的发病得以体现。

对于饮食不规律或暴饮暴食形成的肥胖，只有从根本上杜绝产生痰湿的根源，才能彻底减肥，所以良好的饮食习惯是肥胖治疗的基础。

同时，对人体体质进行分析，不同体质采取不同的治疗方式，协助五脏六腑清除体内"痰湿"，就可以达到减肥的目的。

第 52 讲
中医减肥在于清理"痰湿"

世界上的减肥方式有成千上万种之多，除了"少吃多运动"这种减肥常识之外，医学减肥、营养减肥、心理减肥，还有各种稀奇古怪的减肥方式等不一而足。

中医减肥是具有中国特色的减肥方式，由于中医有悠久的历史和良好的群众基础，基本上无不良反应，中医减肥在中国占了半壁江山甚至更多，除了单独的药物减肥和手术减肥外，处处都可以看到中医减肥的影子。

既然中医把肥胖的本质看作是痰湿，减肥的过程也就是祛除痰湿的过程。

祛除身体痰湿的过程很像清理城市垃圾一样。既要提倡节约减少垃圾产生，又要加大投入做好环卫部门工作，更重要的是，保持运输垃圾的通道要畅通。

对于人体来说，要想清除人体多余的"痰湿"，就要适当饮食，均衡营养，减少痰湿的形成。身体气血虚弱，无力保证正常体内水液代谢，运送痰湿的，就要增强五脏六腑功能。经络不通畅的，应当疏通气血，保持经络气血运行通畅。

有的人肥胖是因摄入过量，垃圾产生过多，超过了人体正常的运送功能

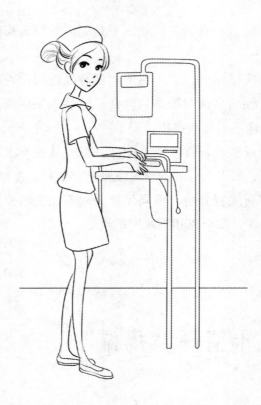

引起的。过分亢进的食欲在中医学看来是脾胃湿热的表现，这时候就要通过中医清利脾胃湿热的方式调整食欲。

有的人肥胖是气血虚弱无力运送体内痰湿垃圾引起的，特别是脾气虚弱引起的，这时候就要通过增强脾的消化和运送功能，把营养及时送到与痰湿有关的五脏六腑，以便增加脏腑动力清理体内的痰湿垃圾。

有的人肥胖是五脏六腑"缺乏能量"引起的，仿佛一个城市电力不足一样，五脏六腑等各个器官都处于功能低下状态，那就要赶快充电，让五脏六腑恢复到正常功能状态。

还有的人肥胖是因为"交通阻塞"引起的，尽管各器官功能基本正常，但是体内经常发生交通事故，而警察又不能及时处理，当然就造成交通拥堵，别说体内的垃圾运不出去，就连维持生命健康所需要的营养运送都成问题。所以，人不但肥胖，而且处于亚健康状态。

中医减肥的方式基本上可以分为两大类，一类是增强脏腑功能，一类是保持经络气血畅通。常见的中医减肥方式有中药减肥、针灸减肥、埋线减肥、按摩减肥、拔罐减肥、刮痧减肥等。有时候还能看到五花八门的减肥方式，其实都是这些减肥方式的"变种"。

中药减肥重在增强脏腑的功能，从大的角度分类有清利湿热、健脾化痰、疏肝解郁、补益脾肾等法。经络减肥如针灸、按摩和拔罐着重在于疏通经络的气血。

经络减肥当然也可以增强脏腑的功能，如果选择合适的经络穴位，也可以起到清利湿热、健脾化痰、疏肝解郁和补益脾肾等效果。

不管是经络减肥还是中药减肥都需要因人而异，根据肥胖病因、病机和体质的不同，选择不同的中药和穴位进行治疗。不存在所谓的特效减肥处方。适合别人的减肥方式，不一定适合你。

用传统中医学的术语来说，叫做"辨证论治"。

无论是中药减肥还是经络减肥都不可能一边大吃大喝一边进行减肥。常见有人认为中医减肥不影响吃喝、不改变各种不良饮食生活习惯，认为只要喝了中药或者做了针灸，脂肪就可以悄悄地开始融化排出了，这是不正确的。

相反，中医减肥以调理身体健康为本，是在健康基础上减肥的，更讲究饮食起居的配合，所以没有良好的生活习惯，是达不到减肥目的的。

第53讲
埋线减肥：让减肥更方便

除非你有特殊的安排或者有健康的考虑，一般人是不会把减肥作为生活中的重大事情的。

如有人为了结婚拍照可以花费较大的精力和时间用于减肥，也有人为了治疗疾病或者预防肥胖有关的高血压、糖尿病、脂肪肝等舍得花大量的时间和精力积极减肥。

更多的人是为了身材能更美一些而减肥的，或者是为了穿上漂亮的衣服而减肥的，或者是一时的兴起而决定减肥的。由于不是生活中必要的活动，所以并不愿意花大量的时间和精力。

也有人的确是工作太忙无暇减肥，如果让她们每天采用经络减肥或者煎煮汤药的话，根本是不可行的。

在中医学的减肥方式中，有一种比较适合"懒人"或者"忙人"的减肥方式，只需要每1～2周抽出时间来治疗1次，也就巧妙地解决了"懒人"或者"忙人"的减肥问题。

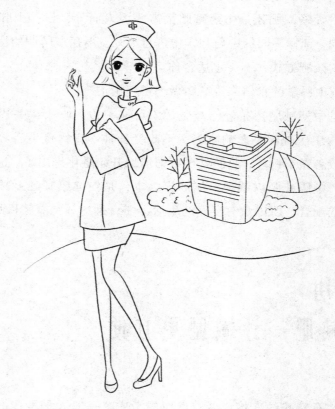

这种称为"埋线减肥"的减肥方式是在针灸减肥的基础上演变而来的。由于针灸刺激穴位是短暂的，刺激效果不能够长期维持，所以必须不断地进行针灸，积累到一定的程度才能达到减肥效果。这就需要减肥者多次往返医疗机构，花费大量精力和时间用于减肥，实在不方便。

应用现代生物材料医学研究成果，通过一种体内可吸收性材料产生对穴位的长期刺激，代替针灸的短暂刺激，进行长期减肥的方式，称作经络埋线减肥。经络埋线减肥通过肥胖者的症状表现，来推断内在脏腑的功能失调，然后设计出恰当的减肥方案，对涉及肥胖的各个环节进行微调，持续"校正"脏腑功能，使我们的脏腑功能"各就各位"，自动清除多余脂肪，获得最佳的减肥效果。

经络埋线减肥是一种非常方便的、非手术的减肥方式。天然生物材料均为进口的纯天然材料，可以在人体内完全吸收，最后分解为二氧化碳和水排出体外，非常安全。经络埋线减肥只需要每周 1 次，由于每个月仅需要 3~4 次治疗，即使工作繁忙，也可以抽出周末或下班后的闲暇时间来做减肥。减肥过程中，不影响日常生活、工作和活动。

经络埋线减肥最初使用医用羊肠线（蛋白线），使用前需要浸泡在保养液中。羊肠线原料来源广且制作工艺相对简单，成本低廉，因此早期应用广泛。但铬制羊肠线制作环境差，保存其所用的大量二甲苯对工人健康也造成很大危害，临床应用不便。

羊肠线在干燥状态下是较僵硬的，需要用保养液或生理盐水来使其保持柔软和弹性，一旦破损容易发生变性和污染。此外，由于自制、药物浸泡等不规范的操作以及异体的存在，容易引起感染、结节和过敏，目前已经基本淘汰。

最新的减肥材料是一种叫做 PPDO 的减肥材料，国际上 PPDO 材料已经应用于临床多年，是医用可吸收线体的主要材料。PPDO 是不含蛋白的高分子线体，最终分解为二氧化碳和水，非常安全。

通过大量的临床观察，PPDO 医用材料减肥作用时间长，刺激强度适宜，起效迅速且疗效持久，没有不良反应。

经过多年的发展与总结，经络埋线减肥积累了非常丰富的经验。大量的临床经验和临床观察表明，肥胖人群可明显降低体重 10% ~ 15%，2 个疗程有效率可达 90% 以上。经络埋线减肥对于肥胖伴有便秘的人群、产后肥胖女性和更年期肥胖均有良好的减肥效果。

埋线减肥一方面可以调节身体健康，清除了减肥过程中的障碍，另一方面通过清除多余脂肪产生了减肥效果，的确是一举两得的减肥方式。

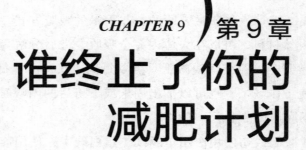

CHAPTER 9 第9章

谁终止了你的
减肥计划

第 54 讲
识别你减肥计划中的"障碍"

如果你已经"屡减屡败",仍然希望"战斗到底",最好先不要再去寻找什么减肥的灵丹妙法,回顾一下减肥经历有可能避免"屡减屡败"。

如果你是第一次减肥,也可以通过对一些生活习惯和减肥环境的分析,提前认识到减肥之路上的障碍,制订好减肥计划,可以更加顺利地进行减肥。

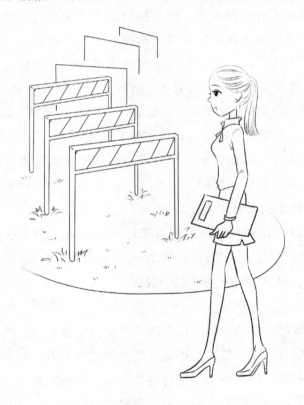

当今社会环境是一个不利于减肥的环境,如铺天盖地的广告、诱人的美食、唾手可得的食物,频繁的应酬等。人不可能脱离这样一个环境,因此就必然受到环境的影响。

这次真能瘦下来

在减肥过程中，你可能会有意无意地与环境进行对抗，但是环境的影响实在是太大了，虽然可以短暂地拒绝一些行为，但不可能永远脱离环境，所以终究会被环境再次征服。不是减肥中止，就是减肥反弹。

不能与环境对抗，就学会与环境和平相处吧。不过，首先你要认识到有哪些因素是你减肥道路上的障碍。有些障碍来源于你自己，有些障碍来源于你周围的人。认识到这些障碍，逐渐学会如何控制自己及外界的影响因素，就可以改变或调节这些因素对减肥的影响。

1. 缺乏规划

如果你很少计划一日三餐，也没有特别明确的减肥目标，日常生活规律容易被打乱，或者外出就餐很多，难于控制吃了多少东西，特别是周末、节假日就吃多，表明你在饮食方面是个非常随意的人。就餐时主要以吃饱和满足食欲为目的。在减肥时，你也从来没有考虑过如何对饮食进行规划，仍然随心所欲。对于减去多少体重，需要多少时间，你也没有一定的规划。

因此，你在饮食行为方面非常容易受到外界环境的影响，如亲朋的劝诱。突然接到的邀请、美味的诱惑往往成为你的减肥障碍。

你需要知道自己的减肥目标，并分成小的目标逐步实现它。了解知道你的机体究竟需要多少营养，从而做出安排，以免超过所需要的能量。学习并安排你的三餐、外出就餐和1周计划。

提前的计划使你在碰到突然的就餐邀请或劝诱时不至于手脚忙乱，可以从容就餐。还可以为自己喜欢的食物留出一定的空间，放心享受食物的美味。详细攻略：见第5章第28讲：我吃故我减。

2. 消极思维

如果你决定减肥，但总是担心每一次减肥能否能够成功，或者认为已经做过多次减肥，都没有用处，这次也可能会失去减肥的动力，减不了肥，说明你缺乏积极的减肥心态。你也许至少进行过2次以上的减肥努力，但都因为各种各样的原因失败了。多次的失败会不断打击你的自信心，而且也会成为你下次减重的阻碍。清楚地意识到消极念头的存在，努力去战胜它是很重要的。实际上，多次的失败基本上都基于一种消极的思维方式，就是让这些失败的念头主宰了减肥的全过程。

研究表明，减肥成功的人在减肥开始就设定了自己减肥能够成功，她们不去考虑失败后怎样或可能会失败，她们脑海里没有失败。她们甚至想好了减肥成功之后的样子，并在脑海里不断享受这种减肥成功的感觉。可以说她们不是在努力"减肥"，而是在努力准备"享瘦"。多想想成功的感觉，如果你不善于幻想，把自己苗条的照片放在经常可以见到的地方可能是一种不错的办法，然后发挥你的想象吧。

3. 情绪进食

如果有压力或郁闷时就想吃东西，吃东西时把减肥抛到九霄云外，然后暴食一顿，之后有内疚的感觉，说明你仍在"节食—暴食—内疚—节食"这个循环中不能自拔。

吃东西不仅是一种生理需要，更是一种情感慰藉。紧张、恐惧、不安全感、挫折感、孤独都会引发进食的愿望。此时的进食往往是非理性的、大量的，然后是内疚和不安的，接下来会有新一轮的进食冲动，然后怀疑减肥成功的可能，甚至导致完全放弃而中止减肥。

其实，进食不是解决情绪问题的唯一办法。当有这种想法时，首先应该意识到情绪化进食对减肥的危害。换一种解决情绪不安的方式，避免一个人待着，如外出购物或打打电话，逐渐摆脱情绪化进食的困扰。提前做好应对情绪危机的"应急预案"也是不错的方法。

4. 零食主宰

如果周围环境中有很多好吃的东西，不管饿不饿，只要身边有食物，就忍不住吃，最终不知道每天吃了多少东西，或者吃零食较多，正餐反而吃得少，那你就是零食的"奴隶"。对你来说周围环境中存在的零食或食物是你减肥路上的主要障碍，无论是在办公室还是在家里，甚至在路上，你都很容易发现自己喜欢吃的零食。

认真分析自己所处的环境，如办公室、起居间和冰箱，对存在的零食列一个清单，看看哪些零食影响着你的减肥进程，清除那些不利于你减肥的食物包括饮料，或者用能量较低的食物和饮料代替。记住：眼不见，心不乱，要做食物的主宰，不要让食物主宰了你。

详细攻略：见第 6 章第 34 讲：别让零食主宰了你。

5. 缺乏支持

除非你有肥胖相关性疾病，大部分家人往往从健康的角度来考虑你的身体，不会支持你的减肥，特别是父母。他们只是希望你健康，即便是稍胖他们也认为是不缺乏营养的标志。如果他们不同意你减肥，也不会为你减肥改变饮食，或者总是劝你多吃你喜欢的食物，表明你在饮食方面受到家人或者朋友太多的关爱，而你一方面没有太多的主见，另一方面又不太愿意表达自己的意愿，担心拒绝接受劝食会伤害到对方。

在减肥期间，你的确需要一些周围人的理解和协助，否则会成为你成功减肥的障碍，甚至导致前功尽弃。当然，提前准备和有计划地用餐是必需的。坦诚地向家人和朋友表白，获得他们的支持很重要。培养经常和你在一起用餐的人形成支持你减肥的习惯，如帮助你制订计划和制作一些有利于减肥的食物，对他们进行营养教育，也使他们形成良好的进餐习惯。

详细攻略：见第 9 章第 60 讲：打造你的减肥亲友团。

6. 减肥求快

每次减肥都希望尽快减掉一些体重，一旦不成功就十分失望，或者体重稍有反复或不动，就心情抑郁，甚至因减肥太慢放弃减肥。说明你对自己的体重比较苛求，同时希望尽快取得减肥成绩。这两种思想经常会使你处于不断的失败和挫折之中，身体也越减越肥。你不断寻找既快速又省力的减肥新方法。很可惜减肥没有所谓的灵丹妙药，减肥不是一朝一夕的事情，急于求成总会导致失败。

多次快速的失败不如一次持久的成功。认真分析在以往减肥中的经历，包括成功的经验和不成功的教训。不要再重复过去失败的做法，包括思维方式上的不正确认识，如相信快速减重、节食减肥等。选择长期、健康的减肥方式才是成功减肥、避免反弹的唯一策略。

详细攻略：见第 10 章第 61 讲：减肥反弹：都是求快惹的祸。

第55讲
那些终止减肥计划的"陷阱"

在实施减肥的人群当中，真正能够走到减肥终点的人并不多。

有很多减肥的人，根本没有做好思想准备，只是由于一次称重，别人不经意的一句话，便匆匆上路了。

在减肥之初，热情高涨，每天控制饮食，坚持运动，不断称重，阅读减肥方法，交流减肥心得，这样过上1～2周，发现体重并没有下降多少，此时开始怀疑减肥方式和自己能否减肥成功，渐渐地减肥的步子慢了下来。在减肥的过程中，也许自己一直热情高昂，但是周围的人、生活中的事务也在不断地影响着你的减肥进程，更危险的是，这些人和事务有可能就此终止了你的减肥计划。

节假日是个非常值得小心的日子。忙碌了很长时间的你很想利用节假日走亲访友，或者见见父母。一般来说团聚就意味着吃饭，而且要吃好吃饱，才能让家人特别是父母更加快乐，但你正处在减肥中，可能就会非常纠结。如果你暂时忘记减肥这件事，可能就从此忘记了减肥这件事，如果考虑到减肥要少吃，就会担心伤了父母的心。还有那些经常和你在一起，而且并不在意减肥的"狐朋狗友"，在饭桌上也许会劝你吃喝，告诉你"食色"乃人之本性。

俗话说：近朱者赤。长期的劝诱会逐渐瓦解你的减肥意志和热情。在减肥期间，一方面要规划好饮食，给节假日留出享受家庭之乐的饮食空间，也要暂时和那些可能影响你减肥的朋友保持一定的距离，平时可以通过电话和网络聊天，尽量不要以聚餐的方式联络感情。

现代生活节奏加快，减肥的人也往往都是大忙人。工作的事，家庭的事，亲朋好友的事，都要照顾到。减肥，本来也是要花费一定精力的事情，结果也只能见缝插针。在减肥之前，没有考虑到这些事情，这些事情就会不断排挤你的减肥时间（毕竟减肥不是生活所必需），让你的减肥事项一拖再拖，从每周3次的锻炼改为每周1次，最终1次也没有了，减肥也就默默结束。

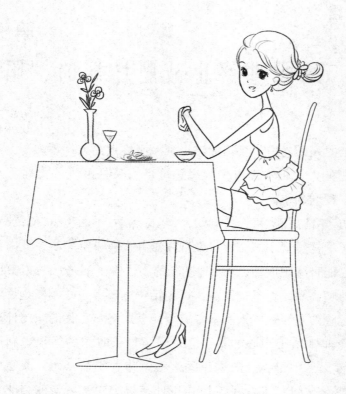

　　也许是一次偶然的出差，让你改变了已经熟悉的减肥行为习惯，连续1～2周的出差把你的减肥事项完全打乱了，你的饮食和作息习惯都改变了，哪里还顾得上减肥呢？出差回来，体重也许没变，也许增加了500～1000克，当你看到成效不大时，借着出差刚回来的理由，暂时把减肥放在了一边，这一放就再也不可能重新开始，只能将自己减肥的感受和故事讲给别人听。

　　饥饿是最常见的减肥终结者。最常见的减肥方式就是为了减肥，每天晚餐都不吃或者不吃主食。

　　廖女士今年35岁，目前已是两个孩子的妈妈，身体略显肥胖。眼看着衣服渐渐变小，她为此非常苦恼，决定减肥。2个月前，听说少吃饭就可减肥，于是就采取中午吃点蔬菜，晚上不吃主食等办法。因为白天工作量很大，晚餐什么都不吃，时常饿得晕头转向。她说："到了半夜，肚子饿得咕噜叫，睡不着觉，真是难受极了。"尽管经常饿得晕头转向，但为了减肥，还是咬紧牙关硬撑着。

终于有一天回到家里，像是从牢里刚放出来似的，人也像变了个人，掘地三尺翻箱倒柜找食物吃。此后再也守不住了，短短的20天吃掉许多坚果、糖果、油炸食品、年糕，鸡鸭鱼肉更加不用说，声称减肥根本就不是正常人过的日子，再也不考虑减肥的事了。

不恰当的减肥方式，让减肥热情败给饥饿。多年的减肥实践已经表明，节食不是减肥的最佳方式，如果一种方式是以节食作为基础的，迟早要终止于难耐的饥饿。

要防止自己的减肥旅程被自己或他人所终结，就要在实施减肥之前做好准备。除了不要采用节食的方式减肥外，合理安排节假日的饮食及调整繁忙事务和减肥的关系也很重要。在整个减肥过程中，通过不断地肯定自己努力产生的结果，发现自己努力带来的身心变化。如情绪的改善、体形的改善、健康的改善都是值得高兴的。不要为一时的体重波动而受到影响，当你情绪低落的时候，可以立即寻求家人或好友的支持，避免转化为对食物的渴求。

第 56 讲
关爱自己：别在减肥时当"配角"

公司业务需要打理，要经常出差，家中孩子需要教育，老人需要照顾，还有许多社交活动需要参加。在减肥的人群中，不乏事业有成的中年女性，忙里偷闲进行减肥。

减肥毕竟不是生活中必需部分，而是锦上添花的事情。减肥可以让人更加自信，更加漂亮，但是不减肥，日子还是照样过。

因为你的热心，因为你不好意思拒绝别人的要求，于是，当别人有求于自己，总是首先考虑别人的需求，不遗余力去帮助。为了公司和家庭，基本上没有时间留给自己做自己喜欢的事情。

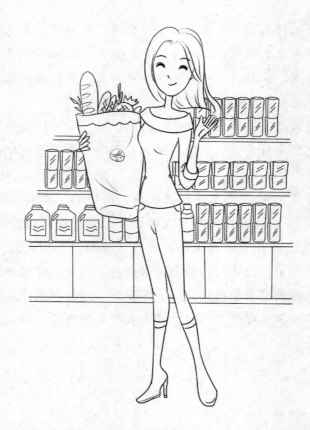

　　有人减肥总要在处理完其他事情之后，有了空余时间才会想起来，如果没有时间，就会得过且过。

　　原本安排好的减肥计划，就这样一次次被打断。在开始减肥的时候尚有几分热情。随着时间的延长，没有时间就成了减肥的借口，更有甚者，做过一次减肥，就再也不见了踪影。

　　许多人在减肥之前并没有考虑到"没有时间和精力"的问题，也许只是一时的兴起，仓促决定了减肥。也没有料到，会有这么多的人和事会影响自己减肥。

　　减肥需要花费时间和精力，这是对自己的关爱和健康的投资。分析你的日常生活模式，合理安排单位工作、家人生活和减肥并避免冲突是非常重要的。

　　如果你没有计划，就往往被别人的计划所牵走。减肥的计划虽然不能在生活中占据首位，但是也不能作为一种随便安排的附属品。永远记住，态度决定一切，减肥也不例外。

第 57 讲
当减肥遭遇心理软弱

成功减肥的人相对来说意志比较坚强，但也不是没有软弱的时候。由于减肥时间比较长，最初减肥的动机力量会随着时间和环境慢慢弱下来。要不要减肥，该不该减肥，已经减到平台期，是否还要继续，这些问题都会不断地浮现在脑海中。这都是很正常的现象，成功的减肥者不是毅力大多少，而是学会了如何处理软弱的状态，在很多情况下，这是一个是否能够成功减肥的分界线。

减肥的整个过程分为愿望前期、愿望期、行动前期、行动期和维持期、结束期等几个时期。大部分人在减肥经过一段时间后，思想都会在这几个心理时期之间徘徊，而且逗留的时间都不一样。减肥期间一般处于行动期，如果姑息迁就环境或朋友而随心所欲，也有可能逐渐退缩回到愿望期和愿望前期，甚至退出减肥，根本不能达到减肥目标。一般来说，出现心理软弱和徘徊开始都是比较短暂的，及时采取一些措施可以使自己回到成功减肥的轨道上来。

1. 重新思考减肥的最初动机

多数减肥者在开始减肥行动之前是下了决心的，这个决心源于一个动机——或者是体重的增加，或者是衣服的变小，或者是腰腹部的赘肉，或者是即将到来的婚典。深入思考为什么这些思想促进你采取了减肥的行动，如果不减肥可能会有什么样的后果，想象一下不减肥的尴尬场景，可能有助于你继续回到减肥的轨道上来。

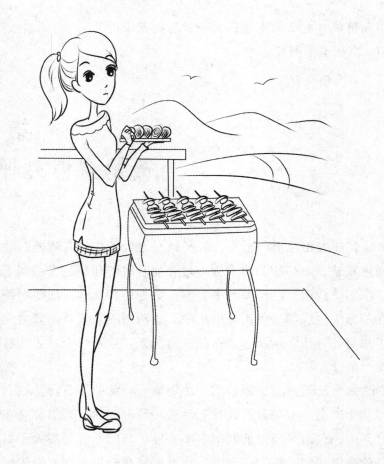

2. 你愿意重来一次吗

　　没有几个减肥者愿意重新经历减肥过程和感受，许多情况下是没有正确的减肥方式，不得已而不断采取老方式（如节食）反复减肥的。当你处于减肥心理软弱状态的时候，不妨问问自己是否希望自己陷入年年减肥年年肥的循环。如果不希望，还是努努力克服一下继续减下去。

3. 消除削弱减肥动机的因素

　　是什么因素导致你不想减肥了？很多情况下是初期减肥效果不明显造成的。由于以体重作为唯一标准，体重没有变化往往打击减肥者的信心。健康的减肥方式往往是体重缓慢下降的，许多人因为等不及而中止了减肥或另觅他法。减肥的平台期也是一个削弱减肥动机的因素，有时候这个时期比较长，也往往导致减肥者丧失信心，再加上其他工作与生活因素的干扰，减肥动机就渐渐淡化了。所以减肥要做好长期的准备，不要拘泥于一时体重的改变，在平台期，要及时采取附加的减肥措施。如果平台期中止减肥，而没有养成很好的减肥习惯，体重就会迅速反弹而致前功尽弃。

4. 向亲友和专业机构寻求支持

在减肥期间设定 1～2 位亲友请他们协助你完成减肥计划，如果你碰到减肥软弱的时候，及时向他们倾诉，有的时候并不是你不想减肥了，而是你碰到了其他的生活难题。此时心情低落，非常希望能够通过逃避减肥和暴食来解除心理上的不安与困惑。只要有亲友的支持，你还是能够坚持下去的。如果你选择了专业减肥机构，那么可能有一个团队都会支持你的减肥。专业机构可以从饮食营养、心理行为等多个方面给你心理上的支持和辅导。

第 58 讲
管理环境：先下手为强

仔细看看你周围的环境吧，你家的客厅、冰箱、床头柜、随身携带的包包、办公室的茶几、咖啡吧、汽车的后备箱等，都是你值得关注的地方。是不是碗橱或冰箱里的某些食品每天都在吸引你？或者在你回家的路上某家蛋糕店或烤肉店香气四溢？或者是家里的茶几上放满了随手可及的零食？

人是很容易受到环境影响的，如果环境中放满了自己喜欢的食物，即便是身体并不需要，也会因为那些食物曾经给你带来快乐和安慰，你的手也会不由自主地伸向那些食物。

许多家庭有在客厅里放一些零食的习惯，当然这些零食中会有你喜欢的零食，一边看电视一边吃零食，或者一边聊天一边吃零食是很惬意的事。一般来说，这种吃法基本上不存在量的限制，总是要吃到电视结束或者聊天结束为止。

这次真能瘦下来

　　和正餐相比，零食的能量密度一般偏高。也许几粒蜜饯，一袋花生，远远超过你三餐摄入的热量，这些都是在不知不觉中进行的。

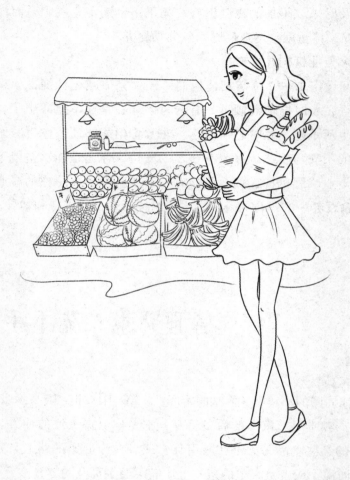

　　不要忽视电视的增肥效果。美国疾病管制局的医师戴伊兹说："避免多吃、少动最好的方法是把电视机关掉。"《美国发展心理学期刊》的研究指出，爱看电视的小孩容易发胖。

　　电视几乎每时每刻都有美食广告或者美食节目勾起人的饮食欲望，为了达到让你购买食品的目的，食品厂家和广告公司无所不用其极，这些广告不仅让你产生即刻找寻食物的欲望，而且在你脑海里留下深刻印象，为你日后购买做好准备。如果电视是家里的中心，那么，把它移到较不明显的地方。

做好家庭食品采购计划，不要到超市采购大量的零食，尽管那些减价的食物或者买二赠一之类的食物的确看上去很划算，其实把眼光放长远点，减价的食物并不划算，因为超过身体需要的热量，你都得想方设法消耗掉或者花钱减掉。

只储藏必需的食物。冰箱里不要放置太多的零食，包括饮料、水果、零食和饭菜，放置太久的食品不仅品质下降，而且有可能导致疾病。对于正在减肥的人来说，冷藏的食品会影响胃肠道的消化，且不利于减肥。冷藏零食的唾手可得仍然是导致人们过多摄入的原因之一。

把自己需要的健康食物尽可能放在容易看到和拿到的地方。对于那些不适合自己的食品，抵御它们的诱惑的一个有效方法就是在家里不要储存这些食物，而是放一些健康的、对你减肥有帮助的食物。当那些诱惑你的食品不在手边的时候，你就不太可能向它们投降。

办公室零食和家里的零食一样都是减肥过程中的不利因素。适当地喝杯咖啡和吃点甜点并不影响减肥，可是大多数人并没有这么顽强的毅力拒绝身边美味的诱惑。为了做好减肥，最好还是将这些零食清理掉，眼不见为净。

不要置身于美食街的诱惑。如果你不是具有超强意志的减肥者，还是对那些美味四溢的餐馆敬而远之为好。心理上的纠结甚至比饥饿本身还要难过。除了提前安排好进食计划，不要轻易和同事朋友随随便便到餐馆吃饭。很多人的减肥计划，就是被一次没有安排的聚餐打破的，再也没有回到减肥的路上来。

除了减少饮食的诱惑之外，当然还可以营造一个有利于减肥的环境。比如明亮的灯光可以让你保持进食量的警觉（这下你明白为什么大多餐馆都是昏暗的了吧），柔和的音乐可以减慢进食的速度。

此外，还可以把各种运动用品例如跑鞋、球拍等放在醒目的地方，这样即便你不去运动，也会有积极的暗示效果。当然，你还可以把瘦的衣服或者曾经苗条的照片放在醒目的地方，这就是你减肥的目标。

管理好减肥的环境，有利于减肥的成功。如果不注意减肥环境中这些因素的影响，这些因素就有可能成为减肥过程中的障碍。对于各种影响因素，可以采取去除或者其他措施替代的方式加以改进，让减肥顺利进行。

第59讲
打造你的减肥亲友团

减肥有时是孤立无援的战争。虽然你从健康或美丽的角度决定采取一些减肥的行动，比如说减少一些饮食，但往往得不到家人或亲友的支持。在父母眼里你永远是被担心缺乏营养的孩子；在爱人或孩子眼里，他们也许对你的行为不屑一顾；在聚餐的朋友那里，你也许是被作弄的对象，他们总是劝你多吃一点，爱惜身体，或者告诉你减肥很辛苦，最好还是放弃减肥。这时如果你一方面没有太多的主见，一方面又不太愿意表达自己的意愿，担心拒绝接受劝食也许会伤害到对方，就会产生暂时不考虑减肥的念头。然而，饱食后的你，又会陷入深深的愧疚和自责中。所以在减肥期间，的确需要一些周围人的理解和协助，否则他们会成为你成功减肥的障碍，甚至导致前功尽弃。

1. 搞定你的家人

一日三餐，你可能有两餐都是在家里用餐的。向家人讲明你的减肥计划是有必要的，不要担心他们的阻挠。一般的家人都不具备营养学的知识，他们也是需要普及的对象，把你所学到的营养知识和他们分享，如营养均衡，减少脂肪摄入，保证优质蛋白摄入，多吃一些富含膳食纤维的食品，肥胖的危害等。明确告诉家人要饮食清淡，减少油炸，炒菜少放油。如果你能按照营养结构进食，可以告诉他们你已经保证了合理的营养，不必担心营养缺乏。实际上只要你按照营养学摄入而不是节食，家人看不到你的饮食在减少，他们所见的可能只是一些饮食习惯的改变。

2. 搞定你的同事

同事一般是共进午餐的对象，也是办公室共进零食小吃的对象。同事不像家人那样会从关心你健康的角度担心你营养缺乏，而是希望你能与他们一样享受吃的快乐。他们一般不介意你在减肥，也谈不上支持与不支持你减肥。如果你是女性，你有必要向大家表明你要减肥的态度，希望大家给予你一定的理解和支持。如果你是男性，你没有必要表明你在减肥，否则会招惹一些不愉快的玩笑，只要表现出和他们一起活动的快乐就可以了。

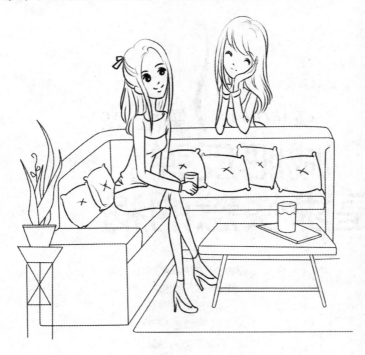

3. 搞定你的朋友

朋友虽然不是每天一起进餐，但是往往是聚餐的对象，在逛街时也是经常的小吃搭档。真正的朋友一般是能理解你渴望减肥的心情的，也很容易得到来自他们的支持。可以大胆向他们表明你在积极减肥，无论是在选择餐馆的时候还是在点菜的时候，都会得到他们的支持。如对你的同事一样，向他们推荐减肥的方法，交流减肥的体会和健康饮食的理念，不仅可以更好地执行减肥计划，而且可以增进友情。

人是一切社会关系的总和。在减肥期间，你或多或少会受到环境和周围人的影响，有时甚至是你能否减肥成功的决定因素。你的亲友既有可能协助你顺利完成减肥计划，也有可能成为你减肥路上的绊脚石。所以，在减肥的同时，学会正确处理与家人、同事和朋友的关系，打造为你"加油"的减肥亲友团，最大程度上得到他们的支持，减肥就能取得事半功倍的效果。

减肥反弹：
都是求快惹的祸

第 60 讲
别让体重波动影响了你的情绪

女性总是喜欢测量自己的体重，并且把体重的变化看作是变瘦和变胖的标志。特别是采取了各种减肥措施以后，更是非常关心自己体重的变化，基本上是要天天称体重的。如果体重减轻一点就会非常欣喜，如果没有变化就开始怀疑减重的方式是否有效，如果体重反而增加就惶惶不可终日。长时间体重没有多大变化就逐渐灰心甚至放弃了减肥，然后经过一段"无所谓"的平静期，然后因为体重又开始上升，心情开始焦虑起来，当听到其他减肥方式时，又开始蠢蠢欲动，开始新一轮的减肥行动和情绪波动。

1. 减肥期间体重变化很正常

体重是人体各部分重量之和。体重包括体内骨骼、肌肉、血液、水分等各种成分的重量。在正常的成年人身体内，水分约占体重的 60%，脂肪占 10% ～ 30%，其余为存在于肌肉、组织器官、血液及骨骼中的蛋白质和矿物质元素。可见体重并不仅仅代表脂肪，体重增加与减少也并不只是体内脂肪的增加与减少。

体重的波动受很多因素影响。同一个人的体重在一天之内的不同时刻可以相差 1 千克以上，如吃饭或喝水前后、睡觉前后、大小便前后所称量的体重就会有所差异，但这种差异只在一定范围内有规律地上下波动，属于一种十分正常的现象。

当你早晨起床去称体重的时候，由于昨晚进食的食物已经消化了，而且是在上厕所以后称重，你的体重可能会显得"轻"一些；当你下午或晚上进食后去称体重的时候，体重可能又回升了。虽然有人认为这种误差微不足道，但通过观察发现，这种误差有时可高达 2 ～ 3 千克。

体重在减肥期间也会出现下降以后短时间小幅反弹的情况。这可能是在减肥期间由于某些原因，如身体状况的原因或短暂的饮食摄入增加带来体重的暂时性增加，只要是按照方案坚持减肥，体重仍然会继续下降。不必为短时间的体重波动而沮丧。

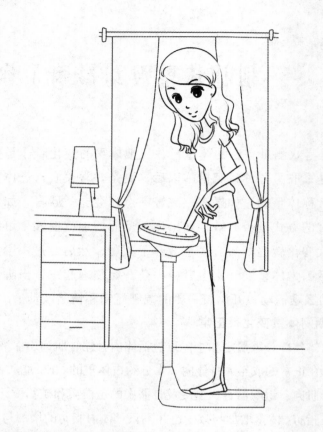

2. 短期内的体重波动是水分变化的结果

身体中水的含量对人体短期内的体重影响最大，水分过多可以让你直接增重 1～2 千克，而引起水分含量波动的主要因素是糖类和盐。

在减肥期间，由于采取了控制饮食、增加锻炼和其他干预方式，体重会在短期之内出现变化，极端条件下（如禁食、药物和脱水）甚至出现较大幅度的体重变化。此时，由于摄入的减少，特别是糖类的减少，水分会大量流失，体重迅速下降。而盐在身体中用来调节渗透压，过多的盐会导致需要更多的水来进行稀释以保持体内环境的平衡，出现体重增加的现象。

女性在生理期前 1 周，由于雌性激素的分泌下降，而孕激素的分泌增多，女性体内会有水分的滞留，这时体重会稍微增加；在生理期后 1 周，孕激素分泌下降，雌性激素分泌增多，新陈代谢加快，水分容易排出体外，这时体重会有所下降，形成短期内的体重波动。但不管体重是上升还是下降，都属于正常的生理现象，不要为生理期前后的体重变化而产生盲目的乐观或失望情绪。所以在减肥过程中，最好还要记录处于月经周期的哪一天，这样前后比较才更可信一些。

3. 测体重应该在相同的条件下进行

为了避免测量差异带来的误差，在测量体重时，应选择在每日、每周或每月的相同时间及相似条件下进行。最好选择在清晨起床排便后、进餐前进行称量，并记录下当时的实际体重，然后再和以往的记录进行比较。同时要注意是否由于身体健康的原因（如水肿等）影响了体重的变化。

4. 长期缓慢的体重下降才是真正的减肥

减肥的主要目的是减掉多余的脂肪，而不是身体的水分。要想真正减掉脂肪，就必须采取长期的减肥方式，通过调整脂类代谢、饮食结构的调整和饮食行为方式的转变减少脂肪的"库存"。脂肪的减少是体内脂肪不断动员的结果，是需要一定时间的，不是在短期内就能完成的。所以制订一个长期的减肥计划，通过长期观察体重的变化才能够确定是否是脂肪的减少，同时随着体重下降，脂肪"库存"减少的另一个标志是腰围的减少或"小肚腩"的缩小及体形的改善。

减肥期间无论是 1 天之内的体重波动还是短期的反弹都是非常正常的，没有必要产生过分的情绪波动。短期的体重迅速下降是水分流失的原因，也没有必要欣喜若狂。重要的是认识到和发现影响体重波动的原因。正常的减重速度是每周减掉 0.5 ～ 1 千克，减重周期的设置一般为 2 ～ 3 个月。但如果 1 ～ 2 周，体重没有变化或增重 1 千克，就要进一步检查饮食内容和运动方式，或可寻求医生进行指导。

在测体重时，最好购买能精确到 0.1 千克的体重秤，可以帮助你发现在减肥期间细微的体重变化。仔细算算，如果保持平均每天下降 0.1 千克，1 个月你可以瘦 3 千克，2 个月你可以瘦 6 千克，因此，0.1 千克不可忽视。

第 61 讲
减肥反弹：错在哪里

经常减肥的人可能会注意到一个令人沮丧的现象，那就是减去一定的分量并不难，但是这部分减掉的分量在很短的时间内又重新回来，甚至变本加厉，体重超出减肥前的重量，只好再去减肥，这样就形成了一个个的减肥循环。一般来说，这个循环是以 1 年为周期的，当然也有不少人几个月就完成一个循环，这些人不断寻找新的减肥方式来尝试，结果仍然逃不出减肥—反弹的怪圈。这一方面与减肥者对减肥认识不足有关，也与减肥操作方式有密切关系。

1. 减肥速度要求快

在这些不断减肥的人群中，会发现一个共同的规律，一是对减肥速度的要求快；二是咨询一次能减多少，能否保证减掉。应该说减肥者不是专业人士，没有专业的减肥生理、病理学知识，不懂就不能对减肥速度提出要求。那么减肥速度是怎么来的呢？经调查发现，这些全部来自于美容机构的宣传。经过长时间的减肥体验，这些减肥者已经在脑海中形成了根深蒂固的认识，那就是减肥要求速度和分量，甚至签约保证。实际上，减肥是一个与身体生理病理相关的问题，不是日常商务中合同签约可以保证的事，减肥的速度不是任何人能够做主的，这里面有复杂的医学生理学、心理行为学因素，那些所谓的签约保证只是一种商业炒作而已。

2. 节食是罪魁祸首

节食减肥是最简单不过的加减法。通过饮食摄入能量的减少当然可以减去体重，这里的体重减少可不是以脂肪为主，而是以水分为主的，同时伴随着蛋白质的流失。那些要求快速减肥的减肥者无论采用什么减肥方式，都自觉或被要求严格控制饮食，尽管不知道什么是控制饮食的标准，反正认为越少越好，把忍饥挨饿当作是减肥成功的必经之路。有不吃早餐的，有不吃晚餐的，有用菜汤代替三餐的，有仅吃水果的。

节食是有极限的。你不可能一生都在节食中度过，当你思想松懈之日，也就是节食减肥结束之时。在生活中你可能会经历生活的变化，环境的变化，工作的变动，这些都会干扰你的节食减肥。当你对节食不再重视，你的饮食逐渐恢复，体重开始悄悄回升。

身体已经在节食减肥过程中吃尽了苦头。为了保证你的日常生理活动需要，身体已经降低了基础代谢，你的日常消耗大大下降，当有充足的食物时，身体开始大量储存，减肥成果毁于一旦，而且体重变本加厉，让你又悔恨又沮丧。

3. 你应该知道自己的"减肥能量需要区间"

每个人都有自己的"减肥能量需要区间"也就是据身体年龄、身高和体重，减肥时摄入能量是有一个能量范围的，过多摄入不能减肥，过少的能量虽然可以减重，但是不能减肥，能量摄入过少的缺点是不利于健康和体重反弹。

"减肥能量需要区间"是一个非常有效的饮食摄入参考数据。一般来说，你每日的基础代谢是你每日饮食能量摄入的下限，低于此下限，身体将逐渐减少基础代谢率，降低身体能量基本消耗，能量消耗低于摄取，减肥很难成功；基础代谢与活动能量消耗构成你每日饮食能量摄入的上限。很显然，超过能量需要上限的饮食摄入也是无法减肥的。只有控制在上下限之间的"减肥能量需要区间"，才有可能持续减肥，而这种不反弹的减肥方式是一个长期持续的过程。

正如你的日常开支计划一样，了解"减肥能量需要区间"对于做好日常减肥饮食计划非常重要，如根据"减肥能量需要区间"可以安排每天的主食、肉类、蔬菜和水果的摄入量，甚至核桃、瓜子之类的零食都可以安排。"减肥能量需要区间"不会让你忍饥挨饿，反而让你吃得安心，真正做到边吃边减肥。

4. 别让减肥结束成为反弹的开始

减肥治疗是阶段性的，大多数减肥者能够在减肥期间有良好的饮食习惯，行为得到纠正，最终能够取得良好的减肥效果。但是反弹也往往在结束之后，由于环境影响或思想放松逐渐发生，这个比例可高达 41%。所以减肥方案结束不等于减肥结束，实际上好的减肥治疗方案应该包括 1 年甚至 3 年的跟踪

这次真能瘦下来

随访过程，在这个过程中，继续观察减肥成功者的体重变化，行为习惯变化，真正使良好的饮食行为习惯融入日常生活中才算是减肥的结束，这样才能使减肥反弹发生的可能性减至最小。

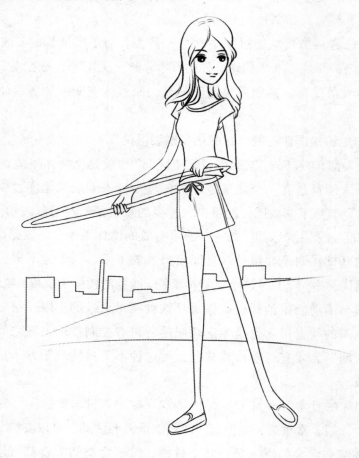

避免反弹首先要认识到减肥需要一定的时间，一般设为 3～6 个月比较恰当，中度、重度肥胖还应当延长到 1～2 年。减肥一定是要减掉脂肪而不是消除体内自身水分，不需要长期依赖外力或药物来维持减肥效果，而是要发展身体智力，培养良好习惯，应对环境影响。减肥后体重不反弹只是相对的，体重反弹是绝对的。医学上观察减肥是否反弹，短期是在减肥后的 12 个月进行跟踪随访，长期可以是 1～3 年。只要在此期间，体重基本维持在减肥后体重，就可以认为达到了成功减肥。

第 62 讲
减肥反弹有"预警信号"

减肥后的体重反弹不是毫无征兆的。如果是采用快速减肥的方式，如 1 个月减掉 5 ～ 10 千克，或者片面节食得到的减肥成果。减肥结束就是反弹的开始。

体重上升不是反弹的唯一信号和最早的信号。在采取健康的减肥方式后，体重波动在 1 ～ 2 千克是很正常的事，只要不是体重持续上升就不必要大惊小怪。

在减肥期间应该有意识地培养一些健康的生活习惯，但是这些新培养成的健康生活习惯要固化到自己的生活方式中，还需要相当长的一段时间，任何一种行为只要不断地重复，就会成为一种习惯。

健康的生活方式只要不断地重复，也会成为一种习惯，进而影响潜意识，在不知不觉中改变你的行为。

行为心理学研究表明：21 天以上的重复会形成习惯；90 天的重复会形成稳定的习惯。积极的健康的行为习惯，重复 21 天就会变成习惯性的行为，90 天后就会在你的潜意识中沉淀下来。

因此，在减肥后的 3 个月内，仍然要有意识地训练自己的饮食和行为习惯，包括思维习惯。在此期间，如果你注意到有以下征兆，说明有可能开始减肥反弹了。

1. 生活态度不再积极向上

减肥期间的态度是积极的，随着减肥一步步走向成功，心态也会变得不再浮躁。减肥结束之后，由于不再注意自己的体形和体重，减肥机构也很少联系，甚至不再去了。现实生活中的诱惑和懒惰的本性重新出现。饮食和行为习惯也开始恢复减肥之前的样子。整个人失去了当初达到目标时的兴奋与自信，甚至难以找到感觉良好的自我。

2. 饮食不再规律，随心所欲

重新出现不规律的三餐，或者成为"零食"和"宵夜"的俘虏。尽管你能找出很多理由为自己做辩解，但是不可否认减肥反弹马上就要到来。饮食不再提前规划，吃多吃少随心所欲，不再按照身体需要进食，而是凭"眼睛"和"欲望"进食。快餐店和食品公司利用免费赠品、折扣券及电视广告推销高热量、高脂肪的食品再次将你胃口"俘获"，你对那些商家的优惠乐此不疲。

3. 不再对运动感兴趣

减肥期间热情高昂，又是健身，又是跑步。减肥结束，一切运动也停止了。常以身体很累、疲劳或者没有时间为借口，减少运动的次数。其实是恢复了从前的生活方式，体重开始反弹回到从前也就不足为奇了。

4. 很少关心体重

虽说减肥后不需要天天称重，搞得自己战战兢兢，但是每周1次的称重还是很有必要的。通过每周的体重监测，你随时掌握自己的身体状态，及时检讨思想，矫正自己的饮食和生活习惯。不关心自己的体重有可能是自己又开始随心所欲吃东西，但是不忍心看到体重变化，有意识忽略体重正在反弹的事实。

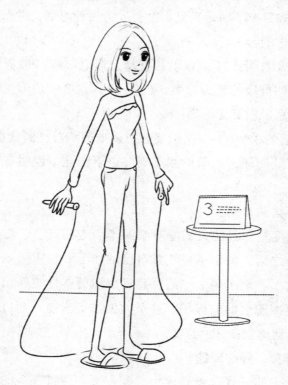

5. 开始出现便秘

出现便秘不仅是健康受到影响的信号，也是体重即将反弹的信号。在某种程度上，便秘反映的是营养的不均衡，认真对比一下当前的饮食习惯和减肥期间的饮食习惯，是否做到了营养均衡，是否饮食过于精细，食物中是否有足够的膳食纤维。此外，缺乏运动和情绪压力也会导致便秘。如果不及时解决便秘问题，减肥反弹将接踵而来。

减肥反弹的信号，实际上是行为"反弹"的结果，说到底是思维方式"反弹"的结果。

在减肥之后 90 天的过渡期内，不管是什么让你感到体重在反弹，最重要的是要把这样的信号当成警钟，让自己及时回到健康的生活状态。如果你能够保持自己的成果，你不仅能够继续享受减肥所带来的健康利益，而且自信心也会提高，享受优雅而充满活力的生活方式。

第 63 讲
减肥不反弹的秘密

减肥中最常见的问题是：这种减肥方式会反弹吗？其实这很像一个感冒的人问医生：大夫，我这次感冒好了，还会感冒吗？答案不言自明。只要在生活中不注意冷暖，人还是会再次感冒的，减肥也一样。

减肥者或者曾经多次做过减肥，但是不久就又恢复了原来的体重，甚至超过了原来的体重，当然会认为过去的减肥不是很理想，这次希望能够顺顺利利减下去，并且不再反弹，或者减肥者从来没有做过减肥，但是听说过"减肥往往会出现反弹"。

减肥的确是一件很辛苦的事，一些不健康的减肥方式，如节食、拍打、腹泻、减肥药不仅耗尽人的精力，而且吞噬着你的健康，如果很快就反弹回来，的确是一件令人沮丧的事。减肥一定会反弹吗？

这次真能瘦下来

　　根据研究统计，有95%的人在减重之后的 5 年之内体重发生反弹。很显然，如果把肥胖看作是一种慢性疾病，那么就没有理由不让它再次发作。任何一种社会环境因素，如工作应酬、出差、家庭环境变动、疾病治疗都有可能影响体重的维持，要求一个人一点也没有波动地维持体重，就像要求一个糖尿病病人无论什么情况下血糖都不能波动一样没有道理。

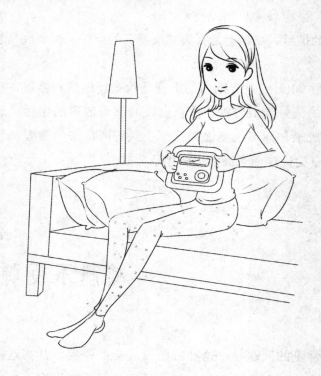

　　当然我们不能对体重反弹无动于衷。如果减肥后在很短的时间内发生大幅度的反弹，只能标志着减肥的失败。因此，对于减肥反弹的正确认识应该是，允许体重在多长的时间内发生多大程度的反弹。

　　在长期的减肥实践中，我们发现反弹其实有两种：

　　一种是可控性的反弹，也就是说体重反弹幅度不大，一般在 2 千克之内，而且处于一种小幅度波动之中，也就是说体重不仅仅会上升 1～2 千克，也会自我恢复到或接近减重后的水平。

　　另一种反弹是报复性的，在停止减肥治疗后，体重上升一发而不可收拾，我们曾经接待过两个典型的减肥者，一个是采用所谓的拍打减肥在 2 个月时间内减去了 15 千克，一个是采用药物减肥 1 个月减去了 10 千克，但后果非常可怕，停止减肥治疗后，前者以每年 10 千克的速度反弹，而后者在 6 个月之内不仅超过了减肥前的体重，而且腰腹部、臀部到处堆积了大量的脂肪。

减肥反弹是一种非常自然的现象，但是也是可以控制的。通常情况下，追求快速减肥、盲目减肥和缺乏周全的减肥计划者最容易反弹。因此，要减少减肥反弹的发生，应该做到如下几点。

1. 减肥前：对减肥的正确认识有助于防止反弹

快速减肥是减肥反弹的主要原因之一。认识到减肥是一个长期缓慢的过程，减肥的目的在于使身体逐渐减去多余的脂肪，而不是迅速失去水分。这样可以在思想上为减肥设定一定的时间，制订一个长期的计划，避免采取一些极端的措施进行减肥后出现反弹。

2. 减肥中：减肥时供给身体足够但是不过量的热量供应

避免减肥反弹，或者最大程度上避免减肥反弹过多的一个重要策略是在减肥时善待你的身体，给它足够但是不过量的热量供应，这在营养师那里很容易就可以做到。如果你多次减肥还是不知道你该吃多少食物，而在减肥之后仍然稀里糊涂地进食，那么体重的反弹是或早或晚的事情。

3. 减肥后：逐渐减少减肥治疗措施，养成良好习惯

许多人在减肥时，仿佛一个苦行僧，不仅"饿其体肤"，饮食受到约束，而且"劳其筋骨"，采取很多剧烈锻炼的方式。一旦达到了减肥或减重的目的，就突然放松下来。眼看着体重逐渐回复而无可奈何。

无论采取何种减肥措施，都不应该突然停止，而是应该逐渐减少减肥治疗措施。如果采用运动减肥，应该逐渐减少运动量，然后探索一个使体重稳定的运动量，并长期保持。如果采用中医点穴、针灸、火罐等减肥方式，也应该逐渐减少治疗的次数，延长治疗间隔，不可做完疗程，立即结束。

养成良好习惯是避免减肥反弹最重要的方式。在整个减肥过程中，不仅要接受减肥治疗和指导，而且一定要学会饮食、运动和个人行为管理，从有意识的减肥过渡到自觉减肥，将减肥要领融入到自己的生活方式之中。

与节食减肥相比较，减慢减肥的节奏以及减肥时给身体足够但是不过量的热量供应的减肥方式可能不是最快的减重方式，但是从长远来看，和快速减肥和反复减肥反而导致体重不断上升、花费大量时间和精力的减肥方式相比，这种减肥方式反而可以算作"快速减肥"的减肥方式了。

第 64 讲
设置过渡期，减肥不反弹

黄小姐在一个夏季减肥疗程中减掉 5 千克，身材也变得苗条许多。欣喜之余，她又有些忧虑，那就是减肥疗程已经结束，减肥之后可能反弹。因为她听说过，如果减肥发生反弹，反弹后的体重将会超过减肥前的体重。

减肥反弹是每个减肥者都会关心的问题。如何保持来之不易的胜利成果，是减肥中的一大难关。要想减肥之后不反弹，仅仅担心是不够的，常年采取某种减肥方式也是不现实的。

减肥是否反弹主要取决于减肥采用了什么样的方式，如果是所谓的快速减肥方式，通过大量的节食，或剧烈的运动减去的体重（大部分为水分），反弹只是个时间问题。因为你不可能一直都在节食中生活下去，也不可能一直在运动中生活下去。总有些事情的发生、环境的变动终止你的节食或运动，这就是你反弹的起点。

减肥的过程实际上是改造身体的过程，同时也是改造自我的过程。身体需要在整个减肥过程中，重新适应你的饮食节奏模式、运动模式，也就是你在减肥过程中采用的生活方式。

你也会在减肥过程中行为思想上发生变化，如生活规律、积极活动、情绪愉快。如果采取循序渐进的减肥方式，身体可以逐渐适应你的减肥过程，如果采用剧烈的快速的减肥方式，身体则可能"消极怠工"，甚至采用自我保护的反应方式。一些人在快速减去 2～4 千克重后体重再也不发生变化，还有的人多次减肥后无论采取什么样的减肥方式都不再奏效，这都是身体自我保护的一种方式。

如果采取的是缓慢的减肥方式，也就是每周 500 ～ 1000 克减重的方式，体重反弹的可能性就会小很多。因为在这个过程中，身体逐渐适应了这种生活方式，此时即便是偶尔饮食增加，也不容易增肥，因为身体在状态稳定的情况下，增肥和减肥都是非常不容易的。

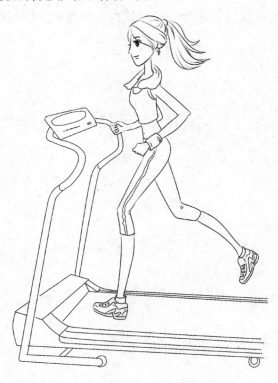

如果是科学的减肥方式，那么一定是在减肥过程中逐渐学会了如何搭配饮食，对饮食种类和数量都有了一个正确的认识，在遇到聚餐、零食等"紧急情况"时也能够自然处理，不至于手足无措。那么也不容易减肥反弹。

除了自我饮食和运动方面的注意外，大多数人都选择了一些减肥机构协助减肥，比如营养咨询、推拿按摩、针灸拔罐和埋线减肥等。在减肥完成疗程后，一定不要立即完全脱离减肥机构的协助。

常见一些减肥效果非常好的女性，在完成减肥疗程后，就好像解脱一般，回到从前的生活节奏中，不久体重就反弹回来。

这次真能瘦下来

　　减肥容易保瘦难。所以在完成减肥疗程后，要有一定的巩固期（一般是 3 个月）和观察过渡期（3 ～ 6 个月），在巩固期内仍然需要接受减肥机构的指导，但可以逐渐延长减肥治疗的间隔，观察过渡期内可以仅仅采用不定期的营养和运动指导的方式维持体重。一旦发现体重反弹，超过 1000 ～ 1500 克应该立即告知减肥机构协助自己采取措施，使体重恢复，而不可以听之任之，等到体重反弹到不可收拾的地步，这时候再考虑减重，已经是困难重重了。

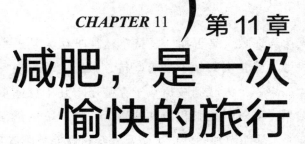

CHAPTER 11 第11章

减肥，是一次
愉快的旅行

减肥，只有"坚持"是不够的
激发正能量，减出好身材
减肥和生活要"和谐"而不"妥协"
让减肥之旅变得愉快

第65讲
减肥，只有"坚持"是不够的

减肥的成功与失败，是否能"坚持"往往被认为是最主要的因素。如果一个人减肥失败，经常会归咎于没有坚持，减肥之后出现反弹，也归咎于没能继续坚持；如果一个人减肥减掉几千克甚至十几千克体重也都归功于有毅力和坚持的结果。当然，减肥和做其他事情一样，坚持是很重要的，但是减肥坚持不是每个人都能做到的，也不是只要坚持就能减肥成功的。

在减肥中首先要解决的一个问题是，为什么减肥难以坚持？要论能够坚持和容易坚持的事情，莫过于人的各种生理需要了，比如吃饭和睡眠，几乎人人都能坚持，因为这些行为是生命必需的，同时也可以给人带来愉悦和放松。

还有一些事情也容易坚持，那就是容易上瘾的事情，比如玩游戏、吸烟等，虽然并非人的生理活动所必需，但是可以给人带来欣快感和刺激感，能够使紧张的神经心理有放松感。

也有些事是被"坚持"的，如上班族为了生活和糊口，不得不朝九晚五地去工作，所以尽管你可能不喜欢甚至带来不愉快，你还是不得不"坚持"。

减肥则不然，除了某些明星模特的工作需要外，没有多少人需要窈窕体形来维持生计，减肥实际上只是锦上添花的行为。大多数的减肥行为涉及节食、打针、吃药和手术，这些不仅需要大量的时间精力和金钱，而且多是带来痛苦感的，我们的本性是好逸恶劳的，逃避痛苦的，怎么能够坚持接受这些方式呢？所以减肥难于坚持和往往以失败而告终也就是在所难免的了。

坚持的另一个要素是时间。尽管减肥需要付出一定的代价和痛苦，但1～2次、1～2周还是可以忍受的。日子一久，就有许多因素来考验你的耐力了。如频频的聚餐邀请一次次将你带入诱惑和纠结之中，经常性的出差一次次打破你的减肥计划，在减肥的漫漫旅程中，随着时间的推移，你还保留多少减肥的热情？

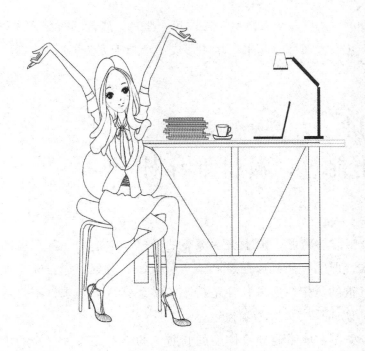

　　看来减肥的坚持是不容易的。要想真正做到减肥的成功，就得找到一种容易坚持的方式。如果一种方式不会带来苦痛甚至带来快乐，这种方式当然就容易坚持。如果你在减肥过程中不断地得到指导，在热情减弱、心理仿徨、行为懈怠的时候获得心理支持，那么你的减肥就能够坚持。

　　现在就很容易理解为什么减肥不容易坚持了。但是另一个问题来了，坚持就一定减肥成功吗？事实上也并非如此。

　　常见一些减肥坚持了几个月、半年甚至 1 年的减肥者，根本就没有什么体重和体形的改变。她们或者采用长期节食的方式或者采用运动的方式，她们忽略了一个非常基本的问题，那就是身体本身的问题，也就是身体的健康问题。很多人因为本身有一些内分泌方面的疾病，如体内激素水平的异常，或者慢性便秘问题，或者长期节食带来身体代谢的下降，这些人是不可能减肥的，除非通过一定的治疗改变身体的病理状况或者通过增加饮食提高身体基础代谢。

　　减肥是一个综合的工程，不是单纯的饮食、单纯的运动或单纯的医疗就能解决的。要想使减肥能够坚持下去、取得成功，除了饮食调整、适当运动之外，调整身体的状况和关注减肥中的心理行为变化，给予及时的治疗和指导也是必不可少的。一个人的减肥往往难于坚持，痛苦的减肥方式更难坚持。只有将以上几个方面综合起来，才能形成一个趋于完美的减肥旅程。

第 66 讲
激发正能量，减出好身材

人们希望能够减肥，追求美丽漂亮的身材，本来是一种积极的生活态度和生活方式，但是一想到减肥就和节食、饥饿、劳累、痛苦联系在一起，反成了一种沉重的负担，所以往往坚持不了多久就败下阵来，不仅达不到减肥的目的，倒增加了一次失败的体验。

要想实实在在地燃烧掉身体上的脂肪，的确不是一件容易的事。我们经常说"少吃多运动""管住嘴，迈开腿"，可是说起来容易做起来实在难。我们可以很方便地下定决心开始减肥，但是维持减肥的热情可不容易。有效地激发身体的正能量，却可以使你的减肥努力事半功倍。所谓正能量就是身体内一种积极向上的能量，是促使生活变得圆满幸福的动力和感情。

形成正能量的方式有多种，英国心理学家威廉·詹姆斯认为人类的行为可以激发正能量的产生，他认为："如果你想拥有一种品质，那就要表现得好像是你已经拥有了这个品质一样"，换句话说就是，如果你想减肥，就要想象你已经变瘦了一样，你的行为也要做出瘦人的行为。不然，如果你每天看着自己腰腹上的赘肉唉声叹气，那就很难减肥了。

朗达·拜恩的《秘密》也有类似的观点，吸引力法则认为"同类相吸"。即当你有了一个"瘦"的思想，你也会吸引同类的思想过来。因为如果你对现在的身材感觉很糟——你就会继续吸引对身材感觉不好的感觉——就无法吸引完美身材的感觉。

所以不要把大量的精力集中在"少吃""多运动"和"管住嘴，迈开腿"上。如果你决定减肥，就开始像瘦人一样"享瘦"生活吧。以下几个步骤可

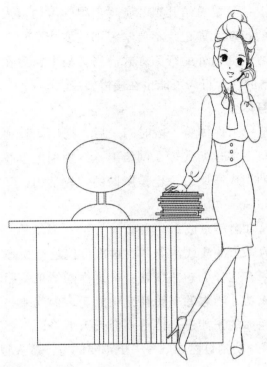

以帮助你激发正能量，减出好身材。

1. 确立你的"享瘦"目标

要把你的减肥目标图像具体化，而不是恶狠狠地定下来"一次减肥 15 千克"之类连自己都没有信心的许诺。想象你已经变瘦了，如果实在想不出来，也可以拿张自己之前苗条的照片，把她印在脑海里。或者，直接 PS 一张你的头部和别人的苗条身体，那就是你。

2. 发现你周围的瘦人

榜样的力量是巨大的。我们希望减肥往往和有瘦人在我们周围不断出现有关，她们身材或苗条或骨感，每每刺激我们的减肥神经。仔细观察周围的 3 ～ 5 个你所羡慕的瘦人，仔细观察他们的行为，包括行事为人的方式、饮食的方式甚至是着装的行为方式，看看与自己有什么不同点。或者如果周围没有瘦人，可以在网络上搜寻一些瘦人的生活方式。

3. 向瘦人学习

你无须在饮食和运动上做出很大的改动，相反，你要把精力集中在她们的生活态度和行为上，只要总结几点你觉得值得学习的瘦人行为，然后把它记下来，化为自己的行动。谨记，不要学习那些变相节食、"少吃多运动"的老套路，多多学习饮食以外的行为方式。当你集中精力在她们的生活行为上时，你会发现自己的饮食行为可能也在慢慢转变。

4. 宣传你的瘦身体会

好东西大家分享。当你体验一段时间之后，把你体验到的瘦人行为与周围的人分享，或者写一些东西发表在网络上，鼓励别人也鼓舞自己，你不仅在减肥，还是在帮助别人减肥，这也是所谓的"教学相长"，在减肥方面也同样适用。

5. 远离消极思考和急于求成

用你"享瘦"的思想冲淡或清除"我这次可能还会失败"的想法，根据吸引力法则，你如果有这样的想法，就会有这样的结果。用积极的行动、事例鞭策自己，多读成功、励志的书籍补充正能量，少读那些负面的新闻、八卦和悲惨的故事消耗你的正能量。体重不会天天下降，不要天天称重，为分量唉声叹气，要相信"功到自然成"——更重要的是：瘦人很少天天称重。

第67讲
减肥和生活要"和谐"而不"妥协"

健康减肥和幸福生活不是非此即彼的。我们现在提倡和谐社会，减肥和生活同样也是可以和谐共存，相互融合的。

减肥并非一定要剥夺享受美食的权利，丧失生活乐趣，相反，减肥应该在美食点缀下进行。运动也是一样，要发现运动的快乐。关键是要合理认识和合理安排。

在过去的减肥理念中，我们过分丑化了减肥过程，把减肥看作是一种"剥夺享受生活权利"的刑罚。限制各种饮食，甚至连身体的基本需要都不能达到，规律三餐也不能达到，听到的都是各种变相节食的减肥资讯，仿佛是一个苦行僧，行走在色彩斑斓的现代生活中。美食和舒适不断地考验着你的"减肥"信仰。

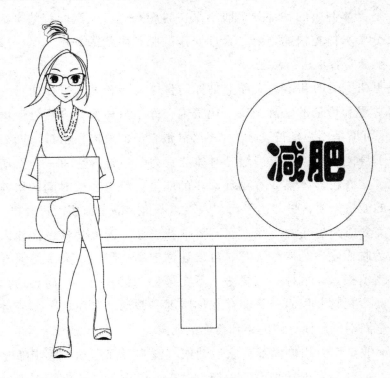

尽管很多人希望得到正确的减肥指导和饮食方式，或者说是生活方式，但很少有减肥机构告诉你减肥的真理和真相。在年年重复的减肥过程中，在各种减肥机构中，得到的仍然是 1+1=2 的减肥加减法。

因为减肥的人追求体重的下降，减肥求快，减重求多；

因为减肥机构忽略生活的质量，身体体质，健康状况。

减肥者和减肥机构在快速减重上目标是一致的，因为"减肥有约""签约减肥"。所以宁可忽略身体健康的需求，生活质量的下降，只为尽快达到体重秤指针的更多更快地向左偏移。

减肥不是想方设法把体重降到一定的程度，而是一种生活习惯和态度。只有对减肥有正确的认识，才能够养成良好的减肥习惯或者说是生活习惯。如果在减肥过程中，仅仅凭借减肥加减法减去体重，没有学会营养知识和良好的生活习惯，就像疾病痊愈而不知养生一样，还是会不断复发的。

要做到减肥和生活的和谐，首先要认识到减肥是生活中人们追求美的一部分，是身体健康的一部分，而不是一时的兴起、一蹴而就的事情。这样就不会过分要求体重快速下降，合理安排减肥和生活的关系。做好减肥的长远规划，从从容容地进行减肥。

减肥和生活的和谐，实际上是你与身体和谐相处。身体的每一个部分都是值得尊重和珍惜的，甚至每一块赘肉，都是身体为你今后处于困境时储备的能量，可谓是用心良苦。所以你不必痛恨自己的赘肉和脂肪，应该心存感激。

为了身体减肥，你应当培养身体"智力"，告诉它——当然最应该告诉你自己，现在已经不需要存储那么多的能量。经过一段时间的培养，了解身体实际的能量需要，量"出"而"入"，不再为满足欲望而过分摄入。

让美食成为生活的点缀，而不再追新求异。天天美食也会让人厌倦，甚至只是为吃而吃，为应酬而吃。可以让你上瘾的甜品，大多是混有各种添加剂的，谨慎摄入。戒掉一点贪心，不要再为"买一送一"而心动，因为送的不是"健康礼物"，而是将储存在你腹部和臀部的"垃圾"。清点你身旁的零食，它们不再是你身体健康和美丽的朋友。

爱上散步吧，如果你不喜欢运动或者没有时间运动。散步随时随地都可以进行，关键是发现散步中的乐趣，散步可以在百忙的生活中给你思考的空间和时间，在上下班的途中，可以让你欣赏工作之外的风景，可以让你更深刻体会周围的人和事，如果你每日开车，这些宝贵的人生体验都被车窗隔绝了。

和谐的才是幸福的，和谐的才是永恒的。与身体、与生活和谐相处，你就会发现，减肥不再仅仅是减肥，而是一种快乐的人生旅程。

第 68 讲
让减肥之旅变得愉快

类似"少吃多运动"这样的大道理，每个人都有"知道，但是难以做到"的感慨。关键还是很难放弃诸多的诱惑。人总是好逸恶劳，贪吃享受的，这是人的本性。

有人说，要是不能吃这，不能吃那，生活中缺少了乐趣，人活着也就没有什么意思啦。相信你也有同感吧。让我来告诉你，如果有人，特别是医生做完检查后告诉你"你好好放松一下吧，买点好吃的，想吃点什么，就吃点什么吧"。你会怎么想？

所以，人生是不能随心所欲的。孔子说"七十而从心所欲，不逾矩"。其实，70 岁也不能胡吃海喝。

常见寺庙中的和尚一天天念着我们听不懂的经文，也在电视上看过藏地的朝拜者，一步一叩首向圣地迈进，也见过为恢复健康日日坚持锻炼的老人，再低下头来看看孩子们天天为作业忙到深夜，他们在做什么？

要想达到成功减肥，也是一样，需要付出一定的努力，付出一定的精力和时间的，所谓"睡觉减肥"是不可靠的。

我们过于美化了减肥的结果，而轻视了减肥的过程，所以我们才相信"不打针，不吃药，不节食"的神话。

减肥不是购物的过程，只要有经济实力就可以达到。减肥需要努力，需要配合，需要与身体对话。

承认减肥是一个需要努力的过程，把减肥看作是一次长途旅行，做好跋涉的准备，同时享受途中的风景，才是正确的减肥方式。

减肥之旅上的步步成功固然令人欣喜若狂，减肥途中我们经历的人、经历的事，又何尝不是值得珍藏的经历呢。

当你渐渐改变自己的行为习惯和思维方式后，除了体重、体形的变化，你会发现自己的思想也在发生奇妙的变化，心态更加积极，人际关系更加融洽，对生活更加知足，心情更加平和。

如果每天的目光仅仅盯住体重下降，而忽略了减肥途中的美好体验，就像旅行一样，到了目的地发出一种"看景不如听景的"感叹。体重已经下降的抱怨"身材好像没有变化"，身材发生变化的抱怨"体重没有下降"。

在诸多体重反弹的人身上可以看到，她们除了减肥期间按照要求减去几千克的体重外，几乎没有任何收获，没有学会如何吃饭，没有学会如何运动，没有学会积极思考，没有学会感恩知足，心态仍然焦虑浮躁。当体重反弹后，似乎是"人财两空"的感觉，令人失望。

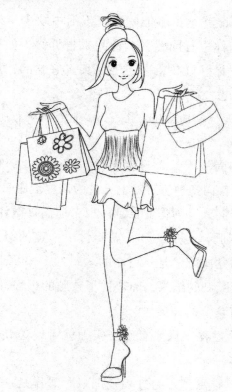

和旅行一样，在减肥之前做好减肥计划，尽可能做好完善的准备，包括环境准备、时间准备和精力准备，对可能发生的问题做好应急预案，就可以从从容容地完成减肥之旅。匆忙上路，只会以失败和失望告终。

不要相信那些"不打针，不吃药，不节食"的零团费"旅游团"。他们为了达到合同上的减重要求，除了财力和精力外，早晚会让你付出痛苦代价的。

如同选择旅行社一样，好的减肥机构将告诉你真实的减肥过程，教给你正确的减肥思维、健康的营养知识和合理的锻炼方式，只要你是愿意学习的人，你就必然能够享受减肥旅程中的一切美景，使你流连忘返。

除了体形的改变外，减肥最重要的就是思维方式的改变。从懒散、消极的思维和行动方式逐渐转变为积极的方式。减肥成功后，你的身形装点了生活，而你的思维将照亮后面的人生。

还有健康呢。每个人都希望有个健康的身体，现在的疾病也罢，亚健康也罢，大多都是不良的饮食和生活方式造成的，如果你在减肥过程中，养成了健康的生活模式，你就远离了疾病和亚健康，那将是你减肥之旅中最值得感恩的事。

减肥，是一次令人兴奋的旅行。减重不是目的地，减肥过程和经历才是永远的风景。